脊柱正，消百病

禅一 著

SPM
南方出版传媒
广东科技出版社
·广 州·

图书在版编目（CIP）数据

脊柱正，消百病/禅一著.—广州：广东科技出版社，2018.7（2025.2重印）
（少林禅医说养生系列）
ISBN 978-7-5359-6996-5

Ⅰ．①脊…　Ⅱ．①禅…　Ⅲ．①脊椎病—防治　Ⅳ．①R681.5

中国版本图书馆CIP数据核字（2018）第150107号

脊柱正，消百病
JI ZHU ZHENG XIAO BAI BING

责任编辑：吕　健　曾永琳
封面设计：友间文化
责任校对：李云柯
责任印制：彭海波
出版发行：广东科技出版社
　　　　　（广州市环市东路水荫路11号　邮政编码：510075）
销售热线：020-37607413
https://www.gdstp.com.cn
E-mail: gdkjbw@nfcb.com.cn
经　　销：广东新华发行集团股份有限公司
排　　版：广州市友间文化传播有限公司
印　　刷：广州一龙印刷有限公司
　　　　　（广州市增城区荔新九路43号1幢自编101房　邮政编码：511340）
规　　格：787mm×1092mm　1/16　印张17.25　字数400千
版　　次：2018年7月第1版　2025年2月第8次印刷
定　　价：49.00元

如发现因印装质量问题影响阅读，请与承印厂联系调换。

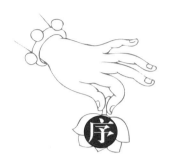

序

　　建于北魏孝文帝太和十九年（公元495年）的少林寺，为中国禅宗祖庭，亦为中华民族武学创始之地。达摩面壁，肇创禅宗；寺僧佐唐，弘传武学。少林寺建寺1 500余年来，历代高僧续佛慧命、薪火相传，严格保持着佛教的传承法脉，为中国佛教的律宗、禅宗奠定了基石，为佛教的中国化和中外文化的交流、融合、创新做出了开拓性的贡献。同时，少林寺还历史性地形成了博大精深、个性鲜明的少林文化体系，而少林功夫文化、少林禅医文化等皆是少林文化体系的重要组成部分。

　　众所周知，僧人们的修行，需要健康的身体做基础，"身体不行，修行也不好提高"。而修炼少林功夫，则能够强身健体。少林文化的一禅一武，一静一动，对统一身心和谐是最有效的途径，因此少林寺主张通过禅武修炼达到身心和谐，而人的身心和谐，也就是健康的根本。

　　少林寺的养生是在参禅的基础上建立起来的。少林寺建寺之初，众僧长期静坐不动，影响了全身血液循环，造成筋络不畅，久瘀成疾。不仅有碍身体健康，还难以对付山林中的猛兽威胁和盗贼侵犯。于是，僧人们在学禅的同时开始习武，并充分利用嵩山丰富的药材资源，吸收有效的民间医疗方法，不断积累用药经验，逐步形成了许多秘方。僧人们在练武的同时，发现许多功法具有健身和医疗的双重作用，又逐步推演出了气功疗法、推拿疗法和点穴疗法。

在少林功夫成为僧人们学佛修禅的方式以后，僧人们又反过来将自己佛教徒的生活方式和精神追求，用以修习少林功夫，寓静于动，使少林功夫的内涵和品质得以提升，达到"禅武合一"的境界，使得身心协调一致，"心无所住"。而佛门医学养生理论是建立在"根（生理）—识（心理）—尘（社会环境）"三者相统一的医学模式上的，与现代医学发展颇有共通之处。少林功夫正好符合这一养生模式，既能调整身心，又能解决内心的烦恼与魔障。所以说，习练少林功夫不仅仅能强身健体，亦具有"防病，诊病，治病"的养生价值。

最后，衷心地感谢长期以来关心和支持少林文化事业发展的仁人志士，并希望大家继续关注、支持少林文化事业，共同开创少林文化事业新局面。

是为序！

释永信

嵩山少林寺方丈室

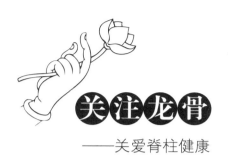

关注龙骨

——关爱脊柱健康

随着社会发展、科技进步，人们在生活水平不断提高的同时，养生保健意识也日益增强。在众多的养生方法中，脊柱保健就是一颗华彩独特但尚未被人全面发掘的珍珠。

脊柱在中国古代叫作龙骨，是人体的中轴支柱，也是人体骨骼结构中最重要、最复杂的部分。它维系着人体的直立状态；缓解吸收重力及外来压力；保护着脊髓、神经及胸腹腔内脏器官；也是人体运动系统的中枢。但是，在人们的传统保健意识中，脊柱健康的概念是零散的、不系统的，我们古代大多数骨科医生还停留在有病治病的状态，却并未深入到未病先防的领域。

从进化的角度来看，生命发展到脊梁形成花费了5亿年，而人类从脊梁形成脊柱站起来却只有250万年，脊梁和脊柱虽然只有一字之差，生理机能和功能状态却是大相径庭。从在母体孕育，到抬头、坐起、站立、蹒跚地走，我们神奇地开始昂首挺胸，却不知脊柱也在顽强应对不断的挑战中承受着负担和伤害。26节椎体有着上亿种运动模式，这中间难免会有"死机"的现象发生。

这种"死机"现象会给我们带来一系列痛苦：比如持续的颈肩腰腿痛、驼背、脊柱侧弯、"O"形腿、"X"形腿、头痛、眩晕、失眠、血压高、咽喉炎、消化不良……大量临床科学研究证实，80%以上慢性疾病与脊柱异常、脊神经被压迫高度相关！

这样的结果是多么触目惊心！然而脊柱这么重要，我们却经常只是使用而不会主动地去维修和保养。只有当我们病入膏肓，不得不求助于医生的时候，才忽然发现它的重要性，早知如此，何不及早预防：调整心态——正心；摆正姿势——正骨；强健筋脉——正筋。心正骨正，骨正筋柔，身体何来疾患？

在林林总总的少林养生功法中，就有许多利于脊柱保养的动作，尤其是少林八段锦、易筋经，其最初的创立就是对身体抻筋拔骨，对人体的十二经筋进行疏导和贯通，使筋壮则强，筋舒则长，筋劲则刚，筋和则康，从而达到气血流通，关窍达利，阴平阳秘，祛病强身的目的。

渡人先渡己，强心先强身，祝大家龙骨健康，自心澄明。

禅　一

于河南中医药大学慎独庵

你的脊柱需要保养

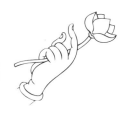

目录

你的脊柱歪了吗

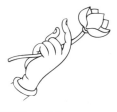

脊柱养护：颈椎篇

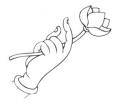

脊柱养护：胸椎篇

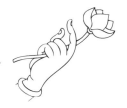

脊柱养护：腰椎篇

脊柱养护：骨盆篇

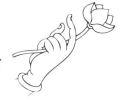

脊柱养护：生活起居篇

脊柱养护：儿童脊柱篇

调整脊柱完全功法

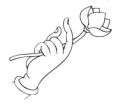

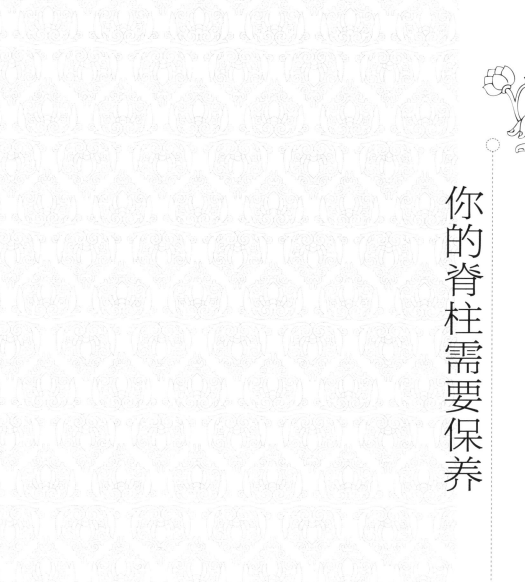

你的脊柱需要保养

脊柱是男人的龙脉，女人的凤骨

在现实生活中，我们常常称一个组织或集体的重要力量为中流砥柱。那么，你知道吗？在人体中，也有这样一个承担着来自方方面面压力的中流砥柱，那就是脊柱。

自古以来，我们的老祖宗就十分重视这个支撑我们身体的"顶梁柱"，骄傲地称其为男人的龙脉、女人的凤骨，因为脊柱就像一条长龙一样，从上到下，将我们的身体串接起来，其尊贵的地位可见一斑。

在美国，平均每4000人就拥有一位专业的脊柱矫正医师，专门治疗和预防脊柱相关疾病。

在全世界，已有80多个国家设立了脊柱矫正专业，并有十余个国家开办了专门的脊柱矫正大学。

由此可见，从古而今，从中到外，人们普遍重视脊柱的保养和相关疾病的治疗，这是为什么呢？

要了解其中的秘密，先让我们来认识一下我们的脊柱。

 脊柱是个什么样子

简单地说，我们的脊柱是由颈椎、胸椎、腰椎、骶椎、尾椎组成，借韧带、关节及椎间盘连接，构成了人体的中轴。

在正常情况下，脊柱有4个生理性弯曲，从侧面看呈S形，即颈椎前凸、胸椎后凸、腰椎前凸和骶椎后凸。

为了更稳定地两两连接，这些脊椎骨并非整齐划一的光滑圆柱体，它们就像积木一样，通过各种表面突起与凹陷形成关节，再辅以韧带、椎间盘，使得脊椎环环相扣、紧密相连。

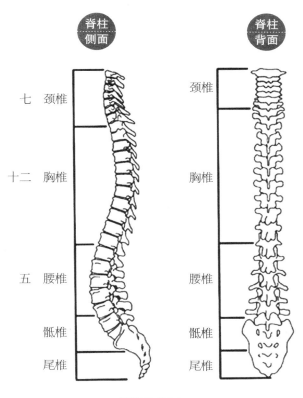

	脊柱侧面			脊柱背面	

七　颈椎

十二　胸椎

五　腰椎

骶椎

尾椎

颈椎

胸椎

腰椎

骶椎

尾椎

脊柱结构图

1. 脊柱的硬组织——椎骨与骨盆

椎骨共有33个：颈椎7个，胸椎12个，腰椎5个，骶椎5个，尾椎4个。但事实上，由于5个骶椎融合成了1个，4个尾椎又融合在一起，所以我们一般称有26个椎骨。在脊柱的最下面，骶椎、尾椎与2块髂骨一起组合成整条脊柱的底座——骨盆。

椎体主要用来承受椎骨的重量，由颈椎开始向下，椎体逐渐增大，呈现为不同类型的圆柱状。

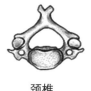　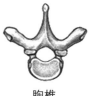　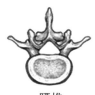

颈椎　　　　　　　胸椎　　　　　　　腰椎

脊柱是男人的龙脉，女人的凤骨

3

尽管脊椎骨形态各异，但基本是由椎体、椎弓、突起三个部分组成的。

椎弓短而细，呈弓形，主要连接椎弓根和椎弓板两个部分。每一个椎体和椎弓围成的孔称为椎孔。

突起是由椎弓上发出的，每个椎体都计有棘突1个，横突、上关节突、下关节突各1对。横突和棘突是脊柱肌肉和韧带的附着处，起到良好的杠杆作用，可以增加脊柱的坚固性和稳定性。

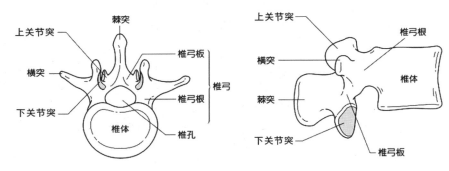

椎体的基本结构

2. 支撑脊柱的坚强助手——韧带和肌肉

即使再坚强的顶梁柱，若没有支撑物来帮助稳固它，也会因失去重心而倒下。不过，如果左右摇摆的顶梁柱用两根绳子捆绑后，以相反方向斜拉固定在地面上，就会立刻稳定。脊柱的稳定性也是如此，尽管脊椎结构较为简单，但若脊椎周围肌肉和韧带足够结实，就完全可以保持脊柱的健康。

韧带是连接椎体与椎体之间关节稳定性的主要结构。它就像一块胶布，紧紧地贴敷在椎体之间，起到稳定作用，并减轻椎间盘的负担。肌肉也是减轻椎间盘负担的重要"保护神"，可通过锻炼增强其肌力，所以在脊柱保养中肌肉实际上比韧带更重要。

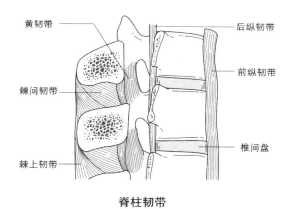

脊柱韧带

黄韧带　棘间韧带　棘上韧带　后纵韧带　前纵韧带　椎间盘

3. 脊柱及全身活动的枢纽——脊柱关节

脊柱关节主要是指后关节，其作用是连接上下椎体的后部支撑，左右对称存在，与前面的椎体正好形成一个三点稳定结构。与椎体主司承载功能相反，脊椎后关节的主要功能是控制椎体及脊柱的运动方向，兼有承受负荷的作用。

脊柱关节的协调能力是至关重要的。尽管其很少失误，但也可能出现万一，大多源于两种情况：

一是突然强加给脊柱一个超大负荷，超越了脊柱可以承受的范围，可能出现关节的平衡紊乱和崩溃。如雅典奥运会举重冠军张国政就是在挺举时出现腰椎平衡失稳，险些与冠军失之交臂。二是由于患者活动很少，肌肉韧带的协调反应能力比较低下，对于某个十分简单的活动就可能出现协调反应不及，甚至造成关节平衡紊乱，导致脊柱关节错位或损伤。

前者发生的状况比较常见，任何人群都可能出现；但后者的发生则往往是白领工作者，常常因为十分简单、微小的不协调动作引发，诸如弯腰、取物、洗澡、如厕等日常动作，甚至咳嗽、打喷嚏等都可能成为"导火索"。由于人们越来越多的以比较懒惰的坐位形式工作和生活，因此我们不能不对此给予更多的关注。

脊柱是男人的龙脉，女人的凤骨

4. 减少脊椎之间撞击作用的装置——椎间盘

椎间盘是指椎体与椎体之间的"软骨"。假如没有这些软骨，脊柱运动时椎体之间就没有缓冲作用，会像石头块一样互相撞击，这时脊柱根本不可能自由活动。

所以，幸亏椎体之间有了椎间盘，我们的脊柱才能在不受撞击的情况下完成各种活动。椎间盘的结构可以很好地抵抗压力，其中央内部有像"果冻"一样软软的蛋白质，我们称它为髓核。组成髓核的蛋白质90%以上为水分，所以非常柔软而有弹性，当脊柱受到压力时椎间盘就像柔软的坐垫一样起到缓冲作用。

保护椎间盘髓核的是纤维环，它具有坚韧而又良好的弹力，所以被包裹的髓核在一般的冲击力作用下是不会破裂的。但一旦人体退化，加上外力的介入，髓核脱出纤维环，压迫神经根，形成临床症状，就叫作椎间盘突出症。

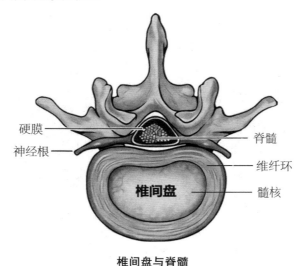

椎间盘与脊髓

5. 又粗又长的信息中枢神经绳——脊髓和脊神经

脊柱由前方的椎体和后方的椎弓两个部分连接而成，中央有很大的窟窿，也就是椎孔，每个椎体的椎孔连起来后形成一个上下直通的管道，称为椎管。椎管内有又粗又长的神经通过，就是我们常说的脊髓。脊髓连接全身各处的神经，所以又被称为中枢神经。

由脊髓又分出31对脊神经，即颈8对、胸12对、腰5对、骶5对和尾1对，将大脑和脊髓的中枢指挥信息传递给四肢百骸，并将四肢和脏器的信息反馈给脊髓和大脑，所以脊神经是非常重要的信息传递通路。我们的心脏、胃、肠等内脏能够每天自主有序地工作，就是接受大脑指令的脊神经在起作用。但是如果脊椎歪斜或病变，包覆其中的神经就会受到压迫，那么正常的内脏功能将受到损害，各种内脏疾病随之慢慢产生。

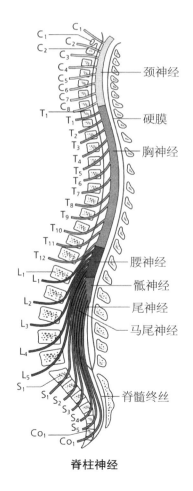

C_1
C_1
C_2
C_2
C_3
C_4
C_5
C_6
C_7
C_8
T_1
T_1
T_2
T_3
T_4
T_5
T_6
T_7
T_8
T_9
T_{10}
T_{11}
T_{12}
L_1
L_1
L_2
L_3
L_4
L_5
S_1
S_1 S_2 S_3
S_4
S_5
Co_1
Co_1

颈神经

硬膜

胸神经

腰神经

骶神经

尾神经

马尾神经

脊髓终丝

脊柱神经

脊柱是男人的龙脉，女人的凤骨

你的脊柱需要保养

我们的胳膊或大腿骨折后只要愈合了就基本上不会影响今后活动，但脊柱不同。这是因为脊柱骨折或脊柱关节错位会压迫刺激甚至截断中央的脊髓，从而导致相应部位产生麻痹或瘫痪。比如损伤中枢神经开始的颈椎部位，则可能出现包括四肢、躯干的全身麻痹；若损伤腰椎段脊髓，则可能出现下肢麻痹。因此，生活中要尽量避免脊柱损伤。

好了，了解了脊柱的结构，我们再来看看脊柱的功能。

 脊柱有什么作用

1. 负重功能

脊柱负重主要是由椎体和椎间盘承担。颈椎支持头面部的重量，胸、腰、骶椎把上肢和躯干的重量经骶髂关节传至下肢。但脊柱的负重能力并不限于人体自身的体重，经过系统科学的训练，比如经过专业训练的举重运动员甚至可以负荷数百公斤的重物。

2. 运动功能

脊柱有前屈、后伸、左右侧弯和旋转等运动功能。颈椎3~7的前屈、后伸、旋转和侧弯运动的范围，都较脊柱其他部分灵活。胸椎的运动因有胸廓的存在而明显受限，下胸椎的运动范围较上胸椎大些。腰椎的前屈虽只有40°，但实际做动作时，腰椎是连带胸椎段一起前屈的，故年轻人弯腰可达160°。

3. 保护功能

椎管容纳并保护脊髓。胸椎、肋骨和胸骨组成胸廓，以容纳并保护胸腔内的脏器，保证心肺功能的正常运转。腰椎与前方的腹壁构成腹腔，可容纳和悬挂腹腔内的脏器。

4. 缓冲震荡功能

脊柱的S形弯曲和椎间盘的柔软结构，加上足弓的弹性，共同构成了一个良好的人体缓冲系统，使从下肢传来的震荡力量明显减弱和吸收，保护脑、心、肺和腹内脏器免受损伤。

中国人对脊柱的认识

　　从中医的角度讲，脊柱及其周围组织有着更深远的意义，主要包含身体后正中线的督脉、针灸推拿临床常用的华佗夹脊穴和我们人体最大的排毒通道——脊椎两侧的膀胱经。

　　督脉行于脊背部的正中线，为阳脉之海，总督一身之阳气，络一身之阴气。它的脉气多与手足三阳经相交会，大椎穴是其最集中的点。另外，带脉出于第2腰椎，阳维脉交会于风府穴和哑门穴，所以，督脉的脉气与各阳经都有联系。又因督脉循行于脊柱内，入络于脑，所以与脑和脊髓也有密切的联系，《本草纲目》中言"脑为元神之府"，说明经脉的神气活动与脑髓有密切的关系。

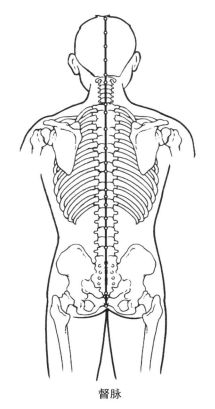

督脉

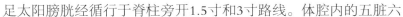

　　足太阳膀胱经循行于脊柱旁开1.5寸和3寸路线。体腔内的五脏六

你的脊柱需要保养

腑通过膀胱经背部的背俞穴而受督脉经气的调控和支配，因此脏腑的功能活动均与脊柱正中的督脉有关。

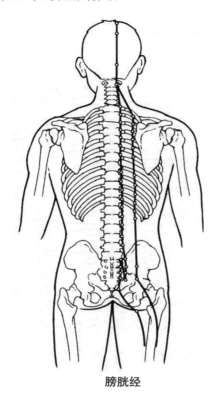

膀胱经

经外奇穴——华佗夹脊穴位于第1胸椎至第5腰椎各椎棘突下旁开0.5寸处，每侧17穴，共34穴。华佗夹脊穴适用范围较广，其上胸部的穴位治疗心肺、上肢疾病；下胸部的穴位治疗胃肠疾病；腰部的穴位治疗腰、腹及下肢疾病。

所以，中国传统医学就是通过对督脉、背俞穴、华佗夹脊穴等施以多种多样的方法，如推拿、按摩、点穴、拔罐、艾灸、针刺、中药膏贴以及仪器理疗等综合治疗，直接或间接地作用于人体脊柱区的肌肉、骨骼和神经系统，以调整脊柱关节的位置关系，畅通气血的运行和输布，恢复脊神经的正常信息传递功能，达到调理脏腑气血、疏通瘀滞、平衡阴阳的目的。

脊柱不正，百病生

人人都认识脊柱，但却未必真的认识脊柱病。

因为不是只有发生在脊柱上的问题才是脊柱病。

1895年的某天晚上，美国一家诊所的医生帕默忙了一天，坐下来休息的时候跟自己的看门人哈维在一起聊天。哈维耳聋非常厉害，所以帕默必须大声说话，显得费力的很。在闲聊中，哈维说起了自己的耳聋经历：年轻的时候有一次搬东西，随着背部"咔嗒"一声响，他不仅开始了17年的背痛，而且从此听力也减弱到了几乎全聋的地步。

这让帕默心里一动，因为他本身就是一名擅长治疗脊柱疾病的医生。于是征得哈维的同意，帕默开始为他检查背部。经过仔细地检查，帕默医生确定了哈维背部的一个脊突有着明显的偏移。在哈维同意的前提下帕默开始了手法复位治疗，随着"咔嗒"一声响，哈维立即感到背部轻松了，随之耳部也有了异样的感觉。后来不到一个月的时间，哈维的听力居然奇迹般地恢复了。帕默医生后来回忆道"我认为这就是经过脊椎的复位，使得哈维去除了背痛并恢复了听力"。

这个事件立即传遍了全城，各种患者及耳聋者都前来医治，虽然没有更多耳聋者的听力得到恢复，但是有许多头痛头晕、失眠、胃肠病患者都通过脊柱矫正得到了有效的治疗。

所以不要简单地认为表现在脊柱上的腰背痛才是脊柱病！

从颈部开始，一直抵达腰部，我们的脊柱上下联通，撑起我们的身躯。如果你脖子酸痛、腰背不适，你可能会去骨科检查自己的脊柱。可如果你突然眼睛看不清了，腹泻或者便秘了，出现妇科疾病或者男科疾病了，你或许奔波于眼科、神经内科、消化科、妇科、男科，但你会想到，这些其实也可能和脊柱相关吗？比如有很多慢性病，医生没看错病，也没开错药，患者吃了几年、十几年的药就是治不好，还有没有其他原因呢？头痛医头、心痛医心、脚痛医脚并没有错，但如果头痛、心痛、脚痛是脊椎压迫神经导致的，而治疗方法还是没变，那么就永远也治不好，这就是许多疾病久治不愈的原因。

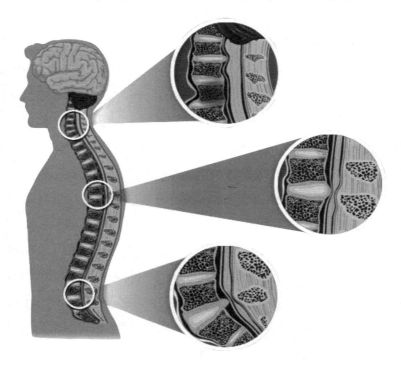

常见脊柱问题

其实，脊柱相关疾病在医学界已经越来被越关注。大量临床科学研究证实：80%以上慢性疾病都与脊椎错位、脊神经被压迫有关。而得了疾病的人，几乎没有人去找过疾病的真正原因——脊椎错位或歪斜，即便是医生自己也知道的不多。

脊柱的每一个细节都可能破坏脊椎整体，乃至影响全身的健康。例如，某一节颈椎错位，极有可能压迫到与之相连的脊神经，导致其下方脏器功能的失调，因为穿过颈部的脊神经往往要通往全身各处，高位截瘫就是最典型的例子；当某一节腰椎间盘突出，则有可能导致位于它上方整个脊椎生理弯曲发生改变，继而压迫椎管里的脊神经，不但引发剧痛，还会影响脏器功能从而导致全身健康水平下降。

下面让我们看看哪些疾病其实是和脊柱有关系的。

 ### 颈椎错位可能引起的健康问题

颈椎错位又叫颈椎小关节错位或颈椎小关节功能紊乱，是属颈椎小关节囊内的微小移位，属于祖国医学中"筋出槽""骨错缝"范畴。

颈椎错位会引起咽喉异物感，还可能表现为偏头痛、眩晕、视力和听力障碍、手麻、心律失常等多个症状。不良的生活习惯是导致颈椎病最重要的原因。长期伏案、颈肌劳累可造成颈部肌肉力量不平衡，易致颈椎小关节移位；躺着看书、使用不合适的枕头会导致颈椎关节变形；缺少运动锻炼使肌肉无力，关节易发生错位，但运动不当也可能导致关节松动和错位。一旦关节的应力改变，颈椎增生还会随之产生。

各部颈神经与相关疾病（C代表颈椎节）如下：

C_1：脑供血不足、头晕、偏头痛、失眠、嗜睡、健忘、倦怠、颈性高血压。

C_2：头痛、头昏、失眠、嗜睡、耳鸣、眼眶痛、视物模糊、眼干涩、鼻塞、过敏性鼻炎。

C_3：眩晕、偏头痛、三叉神经痛、视力障碍、失听、湿疹、牙痛、张口不能。

C_4：头昏、呃逆、咽喉痛、恶心、弱视、双手麻木、鼻塞、牙痛。

C_5：胸痛、心动过缓、喘哮、血压波动、发声嘶哑、恶心、颈肩

脊柱不正，百病生

13

僵硬、火气大、肩周炎。

C_6：咳喘、咽喉痛、血压波动、扁桃体肿大、落枕、肩部疼痛、拇示二指麻、上肢外侧麻痛。

C_7：咽喉痛、哮喘、气短胸闷、甲状腺病、环指或小指麻痛、颈根肩胛痛、肩膀硬化、伤风、上肢后侧或内侧麻痛。

此外，内分泌失调、肥胖、走路失衡易跌倒、脑神经衰弱都可能与颈椎疾病有关。

 胸椎错位可能引起的健康问题

人体的脊柱既可前弯、后伸，也能左右侧弯、左右旋转，但若身躯突然扭动、胸部脊柱过度旋转，又或胸部直接受到暴力冲击、活动时姿势不正（例如长时间的坐姿不正确、侧向一方）、用力不当，皆可能导致胸椎错位。

胸椎错位可以引起胸背痛，背颈肌肉绷紧、僵硬的背肌劳损，不能提取重物，即使不太重的物体也只能短时间拿着，严重者还可能造成头痛，甚至恶心、呕吐，胸闷透不过气，手臂就像患肩周炎一样不能抬高或牵拉至肩部，故有时会被医生误诊为肩关节周围炎，但当施治手法复位后，这些症状便实时减轻或消失。

有几类人较容易患上胸椎错位，包括常背着沉重物品的快递员、经常搬抱患者的医护人员、需照顾老弱人士的护理人员、常使用电脑但电脑位置放置不当的工作人员、在酒楼餐厅工作的服务员、牙医……其中除了使用电脑者可改善工作环境外，其他人士的工作性质都较难改变，因此患者若不能转换工作，被医治复位后再上班工作，工作时一定要注意正确姿势，否则一时不当便会再次导致错位。

其实平日注意自己的工作、活动时的姿势，避免不正确的体位姿势，多做一些锻炼身体的动作，例如练习八段锦就有助于加强腰背颈部肌肉的弹性，同时注意身体的保暖，便能减少错位的发生。

各部胸神经与相关疾病（T代表胸椎节）：

T_1：气短、咳喘、心脏期前收缩、气急、手肘痛、手软无力、上臂后侧麻痛。

T_2：气短、胸闷、心律失常、冠心病（心绞痛）、肩膀硬化、上臂麻痛。

T_3：肺疾病、支气管症状、易患感冒。

T_4：胸痛、胸闷、冠心病（心绞痛）、肝胆病、长叹气。

T_5：心律失常、冠心病、肝胆病、低血压、贫血、口苦、胃痉挛、癫痫。

T_6：消化不良、胃炎、胃痛、灼热、胃痉挛、多汗症。

T_7：消化不良、胃溃疡、胃下垂、口臭、糖尿病。

T_8：肝胆病、糖尿病、免疫力差、呕逆、尿频。

T_9：倦怠、过敏证、手脚冷、浮肿、小便白浊、尿不畅、肾功能障碍、癫痫。

T_{10}：肾亏、过敏性功能障碍、易倦。

T_{11}：肾亏、皮肤病、肾功能障碍、尿道病、湿疹。

T_{12}：不孕症、风湿症、下腹痛凉、生殖器官表面痛痒、疲劳综合征。

 腰椎错位可能引起的健康问题

腰椎是人体脊椎中形态最大的一个部位，日常活动量大，因此损伤的情况也偏多。腰椎损伤常分为急性损伤和慢性劳损两种。急性损伤是指因突然而来的暴力，或突然一个急转身，又或弯腰的动作而引起的损伤；而慢性劳损是指人们在劳动过程中，因疲劳过度、体位不正，引起左右两侧的肌肉长期受到不均匀的牵拉而造成错位。

急性腰扭伤的患者会实时感觉腰部持续性剧痛、两脚乏力，不能正常上下楼梯，且双腿感觉麻痹，严重者甚至不能活动、转身、起床，咳嗽或深呼吸时疼痛增加。慢性腰肌劳损患者的腰背部会感到酸痛，劳累时痛楚增加，休息后减轻；体位改变或推拿、针灸、火罐等治疗可减轻痛楚。

各部腰神经与相关疾病（L代表腰椎节）：

L_1：便秘、结肠炎、腹泻、痢疾、疝气、腰软无力、皮肤病、性欲减退、阳痿、排尿困难。

L_2：大腿酸麻胀痛、便秘、不孕症、夜尿症、频尿、阑尾炎、静脉曲张、性功能减退。

L_3：月经不调、膝痛、生理痛、坐骨神经痛、膀胱子宫病、膝关节疾病、风湿症、腰痛。

L_4：腰痛、坐骨神经痛、大腿萎缩、小腿酸麻胀痛、腹痛、子宫发炎、月经不调、前列腺障碍、不孕症、膀胱炎、频尿或尿少、月经不调、痔疮。

L_5：小腿外侧到足底酸麻疼痛、腿部无力、关节炎、排尿少、小便白浊、尿毒症、臀肌萎缩、坐骨神经痛。

骶尾椎错位与健康的关系

骶椎是组成骨盆的骨，骨盆是由骶骨、尾骨、左右髋骨联结构成的环，起着传递重量以及支持、保护盆内脏器的作用。人直立时，骨盆上口与水平面形成的角度是骨盆倾斜度，男性为50°～55°，女性为55°～60°。骨盆倾斜度的增减，将影响脊柱的弯曲。例如，倾斜度增大，必导致脊柱前倾和人体重心的前移，此时为保持正常的直立位置，必然导致脊柱弯曲增大。

尾椎本身有尾椎韧带、大臀肌、尾椎肌、肛门括约肌、提肛肌及神经等软组织附着。男性尾椎较向内弯，位置比坐骨粗隆高，受到撞击时有较好的保护作用。女性尾椎较直且长，跌坐时较男性更容易受挫伤。

骶椎相关疾病：痔疮、瘙痒症、肛门炎、直肠炎、腰背痛、不能弯腰、行走困难、膝关节痛等。

尾椎相关疾病：脊椎弯曲、髋骨关节炎、臀部痛、前列腺炎、踝骨痛、马尾神经丛痉挛、坐立不安、睡卧不适、尾骨部有酸痛感，并可进一步导致骶髂、腰椎、胸椎、颈椎的全面错位。

 ### 脊柱歪斜与健康问题

脊椎歪斜也是脊柱病最常见的原因之一。

首先，脊柱歪斜会使包裹在脊髓中的神经受到压迫，导致身体信息的通路遭遇阻断，脏腑因得不到指挥部的正常行动指令或遇到问题时又求助无门，各种内脏疾病就会慢慢产生。

其次，脊柱歪斜会加重关节负担，关节受力不均会在受力过大处形成我们熟知的骨刺。所以骨刺是受力不均衡所造成的正常反应，解决受力不均衡的问题才是关键。身体长期处于不正常的姿势，不仅正常的脊柱形态发生变化，而且支持脊柱的肌肉力量平衡也被打乱。神经系统感知到这种异常后，腰背酸痛、颈肩沉重、头昏头胀、疲劳不堪等身体不适症状就出现了，这时称为"感觉异常期"。这些症状告诉我们，身体内部发生异常，可以说是一种警告，因为这常常是疾病的初期表现。如果无视这些警告，脊髓神经的功能就会逐渐降低，内脏功能也会出现障碍，最后导致健康损害、疾病出现。

当然在出现临床上能够检测出来的疾病之前是有一个过程的，这就是我们常常忽视脊柱健康而最终导致恶果的原因。

脊柱不正，百病生

关爱青少年脊柱健康，刻不容缓

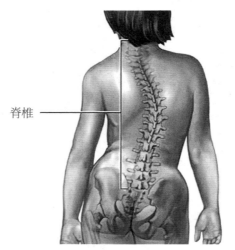

脊椎 ————

青少年脊柱侧弯

现代文明发展是把双刃剑，一方面给我们的生活带来极大的便利，另一方面也隐藏着健康的隐患，比如长时间操作电脑，躺在床上长时间玩手机、看书，窝在沙发上看电视，睡像网兜一样的床，这些不良的生活习惯极易导致颈椎病、腰背痛、腰椎间盘突出等病症。有关机构近期的调查发现，脊柱疾病正呈现较为明显的低龄化趋势！例如国家卫生部门一项流行病学调查显示，我国儿童脊柱侧弯的发病率达到20%。

很多人觉得，"脊柱病"对于青少年来说是一个相当陌生的词，怎么可能把颈肩腰腿痛与青少年柔弱的脊椎联系起来呢？然而事实是脊柱病在儿童时期就已存在，由于其柔韧性好等特点，潜在的病情往往不易觉察。当其发展到15岁才开始显现症状，发展到25岁以后，则成为长期困扰人们生活的绊脚石。而也就是因为这迟到的发现，或许就成为他们以后升学和工作遇到的终身遗憾。由此可见关注青少年的脊椎健康尤为重要。

由于儿童时期的脊椎尚没有发育成熟，结构不稳定，而儿童的行为活跃又常常使脊椎的某个部位很容易发生位移，大多数情况下没有症状或症状不明显，我们称这种位移为"半脱位"。造成脊椎"半脱位"的原因大体有以下有六个方面：

（1）先天不足，如早产、脊椎发育异常等，造成儿童体质差，骨骼发育缓慢。

（2）外伤后脊柱的受力结构发生明显改变，导致脊柱发育异常。

（3）在生产过程中对婴儿幼小的脊柱造成的损伤，如过度旋转牵拉等。

（4）成长过程中不适当的运动，包括过多的跳跃造成脊柱的损伤。

（5）长期的睡姿、坐姿、站姿不正确，造成脊柱侧弯和骨盆的扭曲。

（6）缺乏体育锻炼，脊柱两侧所附着的肌肉和韧带力量较差，造成脊椎的稳定性不好。

由于认识上的不足，人们常把青少年的某些症状归入其他方面，而忽略了脊椎问题产生的影响。如脊柱侧弯、驼背、发育不良（身高偏低等）、不爱活动或多动、免疫力差、注意力不集中、癫痫、哮喘等，通常是因为儿童脊椎形态或排列的异常导致感觉上的不舒服而产生不良坐姿和站姿所造成，有时完全没有任何不正常的表现，但是在X线片的观察中确实能看到半脱位的情况。由于儿童脊椎柔韧性的包容程度较大，使他们暂时还没有任何不良的感觉，但在几年甚至几十年后再发现时，就已经进入到严重的退化状态了。

关爱青少年脊柱健康，刻不容缓

19

你
的
脊
柱
需
要
保
养

　　脊柱健康与否关系到人一生的生活质量，所以想要脊柱健康，就得从少年儿童抓起。新中国成立以来，我国中小学生的生长发育和体质水平已经有了长足的进步，但从2016年教育部门和有关专家对全国20多个省、市中小学生的健康状况抽样调查来看，我国中小学生身体素质指标与先进发达国家相比还有较大的差距，近视眼、脊柱侧弯、心理问题成了青少年生长发育的三大障碍。最近业内人士公认，中小学生脊柱侧弯患者明显增多，其比例呈上升趋势。

　　脊柱侧弯虽是少年儿童期脊柱疾患较常见、较普遍的问题，但从现在学校的宣传中看到，对于眼病和心理障碍的干预，学校、社会参与的比较多，而对于脊柱的预防和检测才刚刚起步，需要走的路还很长，还需要有更多的有志之士参与进来，为孩子的脊柱健康保驾护航。

　　需要提醒的是，当青少年出现脊柱症状时一定要到正规的脊椎调理机构治疗，而不能盲目地治疗。青少年还必须在日常生活中保持好的学习、生活习惯，比如养成正确的站姿、坐姿、卧姿，不要躺在床上看电视。睡觉时，枕头不宜过高或过低，应使头部大致与躯干保持在一个水平上。平时使用电脑时，应注意使椅子保持一定高度，让腿部各关节处都尽量保持在接近90°，以此减少腰椎负担。同时，每天应运动半小时以上，多做一些抻筋拔骨的动作。

　　当我们这些父辈们正在为脊椎疾病以及脊椎问题引起的相关疾病痛苦不堪时，我们可否为我们的下一代想一想，如果他们幼小的脊椎仍然得不到重视，他们将来很可能遭受和我们一样的痛苦。所以我们在这里真诚地发出一个呼吁：真正爱自己孩子的父母们，从现在开始重视孩子的脊柱健康吧！

脊柱养护是一辈子的事情

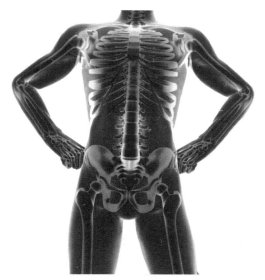

脊柱正，不生病

脊柱作为人体的中枢部位，在结构上位于躯体的中心，协调并控制头部和四肢的活动。从每一对椎间孔发出的神经，控制着全身的感觉和运动功能。可以毫不夸张地说脊柱是人体的控制中心和运动中心。人的一切运动、一切感觉（脑神经除外）、一切器官的功能、人的生理平衡等，都是在脊椎及脊椎神经的控制之下完成的。因此脊柱的健康决定了我们整个身体的健康。

 我们的脊柱为什么会变得多灾多难

由于现代人工作和生活方式的改变，如工作效率的提高、生活压力的加大，脊柱疾病有逐年增多和逐渐年轻化的趋势。据调查，当今存在脊柱健康问题的人群所占的比例，要比高血压、心脏病、糖尿病人群所占的比例高出很多。可以这么说几乎每一个人在一生中都患过脊柱疾病（或颈肩腰腿痛及相关病症），只是轻重不同而已。

信息化时代的到来是把双刃剑，生活越来越便利和快捷，同时也形成了一个"懒人"的世界。我们的身体逐渐失去了本来应有的锻炼机会，脊柱因为懈怠变得越来越脆弱。"待着不动也中枪"，据国家卫生部门一项调查表明，每天使用电脑超过4小时者，81.6%的人的脊柱都出现了不同程度的病变，比如脊柱的侧弯、错位等，且脊柱患者越来越低龄化，很多年轻人不过20多岁，却患上以前50多岁人得的病。

生活的压力越来越大，人们的精神长期处于一种高度紧张的状态，脊柱周围肌肉等软组织很难得到及时的松弛，再加上我们人为改变的生活环境，夏天开空调，冬天有暖气，大量的风、寒、湿邪或代谢产物积存在这些紧张状态下的组织内部，因而颈肩腰腿疼痛和头晕、酸困不适的患者（即亚健康）越来越多，进而相关的内脏疾患——脊柱相关疾病也纷至沓来。

汽车等交通工具的普遍使用也是引发脊柱疾病的祸源。有关机构曾对284名常年驾车的男性司机进行调查研究，发现他们的腰痛患病率为45.8%，且腰痛的发生率与驾驶汽车时所产生的振动有关，并随总驾驶里程的增加而升高。驾驶员在开车时，腰椎很容易产生与汽车相同的共振，这种共振会加大作用在脊柱上的振动量，并增加对脊柱的伤害。汽车产生的振动持续地压缩与拉伸脊柱，使脊柱周围组织产生疲劳，并造成局部组织的损伤。而且不断的振动和长时间固定的驾驶状态也会影响腰椎间盘的新陈代谢，加速腰椎间盘的退行性变形，甚至会造成腰椎间盘突出，导致驾驶员发生腰痛病症。驾驶员在行车过程中，大部分时间始终注视着一个方向，颈部长时间保持固定姿势，且精神高度紧张，容易导致肌肉痉挛，使得颈椎间关节处于不正常位置，继而压迫、刺激神经，从而出现头、肩、上肢等处的疼痛、发胀等。此外，车辆座椅高度不合适也会诱使颈椎病的发作，如果座椅过高，驾驶员就要低着头看前方，而身体前倾的坐姿很容易使驾驶员的脊柱生理弯曲处于紧张状态。长此以往，颈椎就会发生病变。

据调查发现，最易患脊柱疾病的人群并不只是使用电脑和驾驶汽车一族，一些炒股票者、高级白领、公司高管、企业老板、政府领导等也是高发人群。他们的大脑每时每刻要处理的信息量是常人的几倍，就像一台电脑，同时要打开几个应用程序，处理多个任务，难免会出现"塞车""撞车"或"死机"现象。大量的事务工作不仅让他们疲惫不堪，更容易让他们产生信息紊乱。这种信息的紊乱会在慢性劳损的脊柱（信息枢纽）区表现出症状来，这恐怕也是我们这个时代脊柱疾病高发的原因之一，所以颈肩腰腿疼痛也可以说是一类"信息性疾病"。

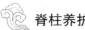

脊柱养护是一辈子的事情

从妈妈分娩开始，由于头部沉重，婴儿在母体中于分娩前常常是头向下的，因此出生的过程也是头部先出来。接生医生会在接生过程中抓住其头部，旋转45°～90°，以可能大到50千克的力量将婴儿拽出母体。也就是说，在我们还没有开始呼吸母体外空气时，颈椎就可能已经受到损伤了。稍大之后由于家长的一厢情愿，孩子失去更多爬行的机会，而勉勉强强去坐或者站，也会对脊柱产生莫大的影响。

在儿童的发育过程中，不正常的姿势和习惯对脊柱影响最大，背很重的书包，长时间看电视或者电脑，长期的静止学习，缺乏体育锻炼，特别容易造成肌肉的劳损，进而使脊柱发生变形和错位。

青壮年时期，脊柱的发育是最好的，这个时候对脊柱造成的损伤主要来自于不正确的运动状态，比如一些剧烈的、竞争性强的运动，因为这个时候身体处于巅峰状态，很多人偶尔出现问题，治疗也是敷

脊柱养护是一辈子的事情

23

你的脊柱需要保养

衍了事，结果为以后脊柱疾病的恶化留下隐患。

中年以后，身体功能发生的障碍越来越多，各种脊椎相关性疾病愈来愈频繁地发生，我们的脊柱也变得越来越脆弱，在暴风雨中摇摇欲坠。这时养护脊柱变成了必须要做的事情，可以有效地延缓脊椎的进一步退化。

当我给一位90岁的老人进行脊柱调理的时候，很多人不理解，觉得都这个年龄了是不是没有必要了，其实不然，因为我们不但要生活，还要有质量的生活。由于脊椎的退化，使老年人更经常受到腰痛、腿痛及背痛的困扰，脊柱的活动性也大大减少。长年的退化，还会使身高降低，驼背不断加重，侧弯的情况常常发生，并且越来越重。同时，脊神经受到压迫的机会越来越高，头痛、手脚麻木的现象频繁出现，包括心脏在内的器官也会受到影响，从而更进一步地加重整个人体的老化。积极进行干预可以有效地延缓脊柱的退化，使脊神经根因受到压迫而产生的许多症状和疾病消失，能极大地改善老年人的健康状态，使其生活质量得到保障。

因此，脊柱的养护就像我们每天都要刷牙吃饭一样，应该是一个从小建立起来的例行行为模式，只有这样我们的健康才是建立在一个可以控制的操作环节中。

面对脊柱疾患，我们应该怎么办

1. 脊柱没有发病时，我们应该怎么办

预防的概念应该在我们心中占据重要的位置。从女性准备怀孕开始就应该积极检查自己的脊柱，预防因为脊柱问题对胎儿造成影响。孩子一出生，就应该积极贯彻脊柱的检查和养护法则。一方面，部分儿童先天不足可能造成骨骼发育迟缓，另一方面，看书、写字姿势不正确，缺乏锻炼，以及孩子肌肉韧带力量较差，脊柱稳定性发育不完善等，常会引起脊柱错位或不同程度侧弯，所以父母要积极学习脊柱相关知识，时时对孩子脊柱进行简单的检查，防止脊柱向恶性方向发展，同时鼓励孩子坚持科学的锻炼以提高骨骼和肌肉对于外在刺激的适应性。

2. 脊柱正在发病时，我们应该怎么办

当真正产生难以忍受的痛苦而不得不去医院就诊的时候，其实脊柱已经忍受相当长的亚健康状态了，这是一个由量变到质变的过程，这时候脊柱生理曲度会发生改变，关节会发生错位，肌肉会痉挛变性，如果不加理睬，它会很迅速地造成整个脊柱稳定系统的紊乱乃至崩塌，进而导致诸多内脏疾病的发生，形成器质性改变。

在治疗上，用祖国传统医学整体观念和辨证施治为指导，筋骨并重，内外兼治，运用相应的手法，整复错位的关节，纠正小关节紊乱，解除神经压迫和粘连，恢复肌肉、韧带、骨骼平衡，同时配合中国传统疗法固护正气，才能从根本上解决问题。

3. 脊柱疾患治好以后，我们应该怎么办

脊柱疾患治愈以后并不是一劳永逸的，更需要由内到外进行精心防护。就像一座漏雨的房子，治疗仅仅是修理了漏雨的地方，所以我们在治疗完以后要做的就是将房子进行翻新加固。

首先我们从脏腑入手，肝藏血、主筋，脾统血、主肌肉，为后天之本，肾主骨、生髓，为先天之本。肝脾肾三脏要进行全面的调养，可通过药膳、食疗等进行徐徐加固。其次脊柱周围包含着我们的督脉、膀胱经、华佗夹脊穴等重要经络，对其气血的梳理也应该在这个阶段提上日程。

每个个体都是不一样的，所以我们要学会辨证论治，运动也一样，这个时候如果有可能，应该由专业人员对身体进行辨析，制定出专业的运动处方，并且有规律地对身体情况进行记录和对比，只有这样我们才能抵挡暴风雨一样的疾病侵袭。

这就是为什么我们这本书会摆在你面前的重要原因！

脊柱养护是一辈子的事情

你的脊柱歪了吗

教你一眼看出脊柱正不正

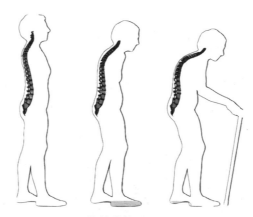

你的脊柱歪了吗

　　按照脊柱医生的观点，对于很多人来说，脊椎养护如洗牙一样，需要定期进行修复矫正护养。因为30岁以上的人群，近2/3的人都会出现椎骨退化，其中绝大多数人的脊椎都有不同程度的不正常或偏移。

　　那么，我们怎么知道自己的脊柱正不正呢？不妨做一下下面的简单对照。

　　骨盆偏移导致脊柱力学平衡失调，会引起人体左右体态不对称。其表现如下：

　　（1）头形不正或脸形不正。

　　（2）头发单侧稀白提示同侧骨盆失衡，身体瘦弱而有白发者是身体右侧失衡，胖而秃顶者是身体左侧失衡。

　　（3）额纹单侧下垂散乱。

　　（4）双眉不等高，一侧眉心出现纵向皱纹。

（5）双眼不等大，外眼角不等高，上眼皮一双一单，下眼皮单侧出现眼袋。

（6）鼻梁歪斜，鼻孔不等大，或孔形不一样。

（7）人中沟偏歪。

（8）鼻唇沟（又叫法令纹）不对称或单侧消失。

（9）嘴角不等高。

（10）双耳垂不在同一高度。

（11）下颌骨两侧不平等。

（12）双肩不等高，双臂不等长。

（13）双侧锁骨不等高。（应排除有直接外伤史）

（14）双侧胸背厚度不相等。

（15）肩胛骨下缘不等高。

（16）两乳头不等高，两乳不等大。

（17）胸骨剑突歪斜。

（18）肚脐不在正中线上。

（19）腰带不在水平线。

（20）向前弯腰时，背部，特别是肋骨与腰部左右高度不一致。

（21）双侧臀围线不在一个水平面上。

（22）双侧骨盆上缘不等高。

（23）双侧腰眼不等高，一深一浅，一大一小。

（24）双侧腘窝线不水平。

（25）双腿不等长。

（26）左右鞋跟磨损不均匀。

（27）习惯性单侧髋关节、膝关节、踝关节损伤。

（28）自然仰卧位时身体向一侧偏歪，侧卧睡眠姿势变形夸张。

（29）俯卧位时双侧臀部不等高，严重者或久病者可出现一腿粗一腿细。

教你一眼看出脊柱正不正

（30）自然坐位时，习惯性向一侧偏歪。或出现非病理性斜颈。

（31）直腿屈体，手向下伸，深度不一。

（32）不能完成十分舒适的深呼吸或有胸闷、心慌、背痛等症状。

（33）下颚运动时经常会发出"咔嗒"的声音。

（34）颈部、背部或更多的关节动作时会发出爆裂的声音。

（35）头或髋不能向两侧轻松扭动或者旋转相同的角度，运动的范围正逐渐缩小。

（36）经常感到疲乏，睡眠后不能缓解。

（37）精神不能很好地集中，容易走神。

（38）对疾病的抵抗力较弱，稍不留神就感冒，鼻炎等也慢慢出现。

（39）外八字或者内八字脚。

（40）"O"形腿或"X"形腿。

（41）两脚分开，与肩同宽站立，体重不均等分配在两个脚掌，可以用两个地秤来测试。

（42）莫名其妙的血压升高，心跳加快，或者从来没有的胃病发作等。

（43）双脚并拢。轻闭双眼，原地踏步0～50次。哪只脚先离开原地，表明同侧骨盆有问题。

（44）手或脚分开的时候，指或趾之间岔开的空隙有明显差异。

（45）下雨裤腿湿的不一样，腿形变得很难看。

（46）身体向前弯曲时腰痛——第1腰椎偏歪；身体左右弯曲时腰痛——第2腰椎偏歪；身体左右转动时腰痛——第3腰椎偏歪；身体向后弯曲时腰痛——第5腰椎偏歪；整个腰部都不敢活动——第4腰椎间盘突出。

对照对照，看你脊柱是否健康

　　脊柱亚健康就是脊柱还没有器质性的病变，尚未出现椎间盘突出、椎管狭窄、脊柱压缩性骨折、椎体滑脱、脊柱侧弯、脊柱畸形、椎间孔狭窄压迫脊神经等病理体征，但是它已经产生轻度的形变，骨关节存在轻度的错位、半脱位、偏歪、失衡、不均匀、不整齐，导致脊柱受力异常。这个阶段正是预防和调整脊柱疾患的关键时期。

　　生活中，我们每个人早上临出门前，都要照一照镜子，以检查衣着是否干净，仪表是否端庄。这很短时间就是很好的查骨机会，我们可以顺便观察一下自己身体的状态：头是否习惯性的偏向一边、双侧眉毛是否在一个水平线上、双肩是否一边高一边低、双腿是否习惯于"稍息"的姿势……不要小看这些细节，其实寻常之处往往蕴涵深意，我们可以就此观察骨架的平衡，进而发现自己骨骼的问题所在。

　　为了更好地检测我们的脊柱情况，结合多数健康人与脊柱病患者的调查，我们制定出了脊柱亚健康检测表，读者可对照着自己的得分，确定有没有脊柱亚健康状态。

　　（1）把头缓慢向各个方位旋转，看颈部是否出现疼痛。（3分）

　　（2）微微低头，从最突出的第7颈椎开始往上，手轻轻地按压颈椎及左右两侧。出现压痛，或者摸到条索状、砂粒状的硬块。（3分）

　　（3）头、颈、肩有发沉或疼痛等异常感觉，并伴有相应的压痛点。（1分）

　　（4）颈项疼痛向肩部和上肢放射。

　　（5）颈项部有僵硬的感觉、颈部活动受限、颈部活动有弹响声。

（6）手麻、触电样感觉。

（7）头晕、头痛、视物旋转。

（8）耳鸣。

（9）起床、转头或转身时头晕、恶心。

（10）感觉心动过速、心前区疼痛。

（11）感觉恶心、呕吐、多汗、无汗、心动过缓、心动过速、呼吸节律不匀，上肢肌力突然减退，持物落地。

（12）后颈部疼痛，用手向上牵引头颈可减轻，而向下加压按压则加重。

（13）颈部疼痛的同时，伴有上肢（包括手部）放射性疼痛或（与）麻木。

（14）闭眼时，向左右旋转头颈，引发偏头痛或眩晕。

（15）颈部疼痛的同时，伴有上肢或（与）下肢肌力减弱及肌体疼痛。

（16）低头时，突然引发全身麻木或有"过电"样感觉。

（17）单纯性颈部不适，颈部置于任何位置都有一种不舒服感觉。

（18）不明原因的上肢麻木，尤其是指尖明显者。

（19）手指有放射性疼痛。

（20）身上有束带感，即好像身上被布带缠绕一样。

（21）走路时突然跪下，或是行走时腿部有"打漂"的感觉。

（22）手中持物突然落下。

（23）心电图正常的"心脏病"、内科检查不出异常的"胃病"。（2分）

（24）伴有颈痛的吞咽困难。（3分）

（25）工作性质要求长时间固定于一种姿势。（2分）

（26）从事高度紧张的工作。

（27）睡觉用高枕。

（28）体力透支，感觉疲倦。

（29）脊椎曾经受过伤。

（30）眼睛疲劳，视力下降。

（31）心情压抑，情绪不稳定。

（32）行走时腿部有"踩棉花"的感觉。

（33）胸闷心慌、胃痛。

（34）呼吸不畅，爱叹气。

（35）背部疼痛，影响活动。

（36）腰部、臀部、腿部感觉酸、麻、痛。

（37）感觉疲倦，影响日常的生活起居。

（38）行走稍远路程，小腿部酸困。

（39）久坐后感觉腰骶部酸痛。

（40）睡久了，腰部、骶部酸困胀痛。

（41）使用电脑、伏案工作过久，颈部、肩部、背部有酸沉、僵硬、压迫感。

（42）劳累后腰部疼痛放射到臀部、下肢等。

（43）你吸烟吗?

计分方式：以上选项后附分值的按照分值来计分；未附分值的是按照频率计分，经常有10分，偶尔有6分，很少有3分，没有0分。

结果：50分以上，可能患有较严重的脊柱问题；20～50分，脊柱不健康；10分以下，脊柱比较健康。

对照对照，看你脊柱是否健康

你的脊柱歪了吗

儿童脊柱侧弯早知道

儿童脊柱侧弯是临床上比较棘手的问题，但并非无法医治，关键是早发现、早治疗。因此，家长应多留意孩子的身体状况，经常自行对孩子进行检查。

检查孩子是否患有脊柱侧弯有较为简单的方法：

让孩子端坐，手下垂，两目平视。察看其腰弯两侧肌肉是否对称。有侧弯的孩子，往往是右侧腰肌瘦小。若发现不对称，应立即找骨科医生做进一步的诊断。

而对在生长发育期的女孩，家长最好一个月对孩子检查一次。

检查的方法也很简单：让孩子端坐，用拇指、示指从第7颈椎（颈背高起者）夹住脊柱往下摸触，至腰骶部，看是否为一条直线。

或者先让孩子背向站立，做如下观察：①双肩是否等高。②左右肩胛骨在脊柱两侧是否对称，其下角是否等高。③两侧腰凹是否

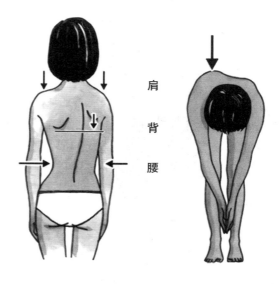

肩

背

腰

对称。

再让孩子转身并两手合拢，慢慢往前弯曲脊柱至90°，考察其肩两旁、胸两旁、腰两旁是否在同一水平线。

以上检查若发现不等高或不对称情况，需到医院做进一步检查。

X线片检查最为重要，一般借助X线片就可以查出侧弯的原因、分类以及弯度、部位、旋转、骨龄、代偿度等。常规的X线片应包括站立位的脊柱全长正侧位摄片。其他特殊的X线片包括仰卧位侧弯位片、牵引位片等，可以评估脊柱侧弯的柔韧性。

你的脊柱歪了吗

为什么你的鞋底常磨偏

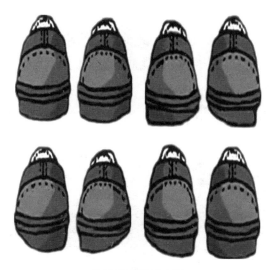

从鞋子磨偏看脊柱

马师傅因为比较喜欢锻炼并且也比较注意保养，所以多年来几乎没有什么身体问题，就是偶尔感冒一次，喝两剂中药也搞定了，周围朋友说，你这医保卡还不如转给我们，一点都不给医院添麻烦。可是这样一个身体棒棒的马师傅这两年也添了新病，是什么呢？就是他对自己的脚越来越不满意了，每次新买的皮鞋，没穿多久鞋跟外边就严重磨损，眼看着好好的鞋就不能再穿了。一开始他认为是自己不愿意花大价钱买好鞋，后来孩子孝敬自己给买了一双将近两千块钱的皮鞋，谁知道几个月下来，也是同样情况，鞋底的外侧磨得惨不忍睹。没有办法，只好找修鞋师傅帮忙了。结果跟修鞋师傅一聊天，马师傅才知道他这种情况不是个例，很多周围的街坊邻居也是这样，这就奇怪了，难道大家的脚都出现问题了？

更奇怪的事情还在后面，马师傅因为腰和膝盖的问题到医院骨科就诊，医生居然让他躺在床上比较两条腿的长短和姿势，并且让他把鞋脱下来检查鞋底的磨损情况。马师傅很疑惑，莫非鞋底的磨损跟腰和膝盖也有关系？

医生解释说人的鞋子就像汽车的轮胎，如果一辆车总是跑偏，这辆车的轮胎磨损就会跟正常的车不一样，汽车修理师就要怀疑是不是这辆车的轴有偏移。我们也会有这样的状况，如果你的鞋底磨偏得非常厉害，医生就要判断是不是骨骼肌肉方面出了问题。

鞋底磨损的状态能反映我们平时走路时脚底着力的情况，如果整个脚掌均匀承受体重，很自然，局部受力的区别就不会太大，反映在鞋底上，也不会有一侧磨损得太过厉害的情况。

不过，其实大多数人的鞋底都会磨偏，但并不是说每个人都有骨骼肌肉方面的问题，多数人只是因为走路习惯不太好，并不会导致多么严重的后果。但是对于少部分人，确实是病理原因导致了走路姿势不正确，那磨偏的鞋底就可以给出一些提示。

我们先来区分一下哪些是个人习惯导致的，哪些是病理原因导致的。如果一双鞋子已经穿了很久，走了很远很远的路，那鞋底磨偏在所难免。其实正常人走路的时候，脚尖儿都会轻微地向外偏一点，只有模特儿才会把脚尖儿指着正前方走路。像这种轻微的鞋底磨偏或者长期磨损导致的，多数都是走路习惯问题。但如果是每双鞋子都在短时间里磨偏得很厉害，那就该考虑一下病理原因了。

比如大脚趾侧面磨损严重的多见于大脚骨（即拇外翻）或常穿高跟鞋的女性，严重的影响行走，需要手术治疗。如果小孩子的鞋子脚底前侧下面有磨损，家长就要格外留意观察，这可能表示有马蹄内翻足，这是一种先天性疾病，通常在小孩发育期出现。

脚底中间有磨损最常见的就是扁平足。有扁平足的人足弓非常低，甚至没有足弓，出现后足外翻，走路时脚底内侧或整个脚底会直接接触地面，鞋底均匀受力，导致鞋底中间常出现磨损。

如果你发现自己有以上这些特殊部位的磨损，但脚型正常、脚本身的骨骼也没有什么问题，那么你就要注意膝盖、髋部、腰部是否存在疾病。也就是说，膝关节骨性关节炎、髋关节股骨头坏死、腰椎间盘突出以及脊柱侧弯都会反映在鞋底的磨损上，发现不对劲儿要及时到医院请医生检查确诊。

一般情况下，大部分人走路都有点外八字，所以鞋子外边一般都会有点磨偏，这属于正常现象，但是像马师傅这种鞋的外侧磨偏厉害的，就说明其走路重心过分偏于外侧。如果是迈着外八字的脚步，久而久之膝盖也会外移，双腿变成"X"形。有些比较严重的，多年以后可能会导致膝关节疼痛并加速关节的退化，甚至引起腰椎不适。

现实生活中还有很多人是内八字脚，那么这种情况是不是也对身体不好呢？有些小女生为了表现得可爱一些，故意走成内八字，还有些人常穿人字拖，时间长了也会变成内八字。这些人的鞋子相当一部分是内侧磨得更厉害一些。内八字走路容易使更多的压力积聚在脚外侧，增加了脚外侧和地面接触的机会，增大了关节的压力，这样日复一日年复一年之后，腿部的骨骼就走了形，变成了"O"形腿。时间长了也会对膝关节产生不良影响，成为退行性膝关节炎的高危人群。

有些人一只鞋正常，另一只鞋底磨损严重，就要注意平时的走姿了，可能是平时走路时两只脚受力方向不对，被磨掉的鞋底的那一部分就是平时你用力比较大、摩擦比较剧烈的地方。"长短腿"走路时两只脚承力不一样大，也会形成这种现象。造成长短腿的原因可能是先天的，也可能是后天脊柱侧弯、骨盆倾斜造成的，这一人群大部分重心落在一只脚上，长此以往，会使一边膝关节早早进入退行性病变状态。另外，当一侧下肢受伤后，会有意避免受伤一侧用力，形成保护性跛足，要注意跛足一旦成为习惯还会导致腰椎变形。

如果脚跟骨或踝关节有内翻或者外翻问题的人，鞋跟也会磨偏得很明显。有的人是天生的，脚跟骨本身长歪了，还有种情况是脚跟骨本身没问题，但脚跟骨内侧的肌肉力量大于外侧，就会把它往里拖拉，腿也就产生相应的畸形，相反亦然。踝关节也是如此，关节本身的发育不良和肌力不均衡，同样会导致足内翻或足外翻。

　　腰椎间盘疾病的患者鞋跟儿磨偏的占多数。一般情况下，如果是外侧鞋跟儿磨损的患者，病源都与第5节腰椎有关；如果是内侧鞋根儿磨损，病源会与第3节、第4节腰椎有关。所以，患有腰椎间盘突出症的患者多数走路姿势会发生改变。

　　最后，必须强调的一点是，面对这些异常，我们必须有正确的态度。第一，不必一发现自己走路姿势不对或鞋跟异常就忧心忡忡，应该先找医生检查，切忌"猜病"、多疑，因为并非鞋底磨偏就意味着一定患上了脊柱疾病。第二，如果不幸中了脊柱病的招儿，也不必灰心丧气，积极寻找专业医生调理脊柱，学会正确的步态，脊柱疾病很快就会"跑"了。

为什么你的鞋底常磨偏

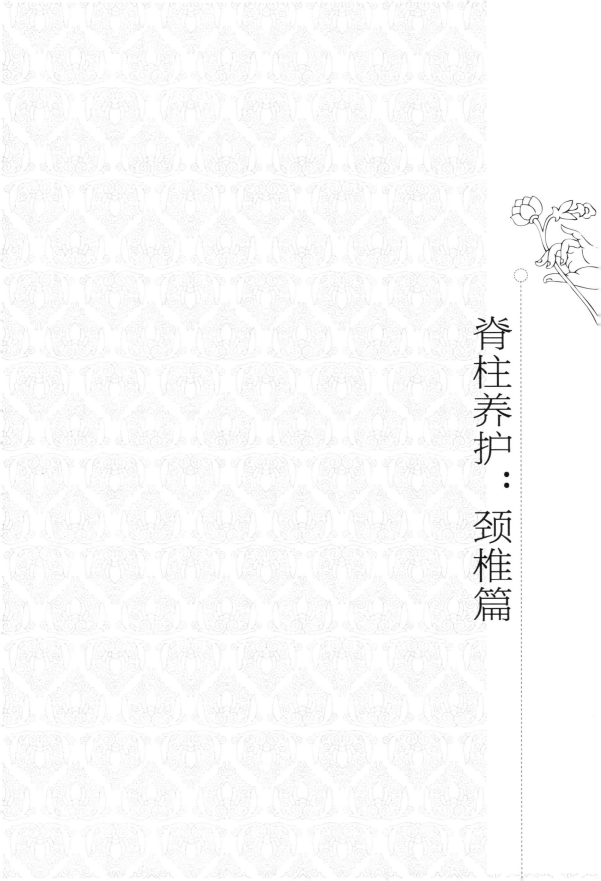

脊柱养护：颈椎篇

保护脖子，就是保护我们生命的健康要道

前几天遇到一个这样的患者，他说脑子就没有清醒过一天。我说你让我看看，结果用手一摸，发现他颈后肌肉非常僵硬，并且轻轻一碰就痛得厉害，两侧颞区也有压痛，一侧比另一侧压痛明显。我说怀疑你的颈椎有错位，而且是上节段。患者不相信，说自己颈椎从来没有疼过，怎么会有颈椎病呢。我就让他照个X线片，照完以后患者服了，和我说的一模一样。做完治疗他更信服了，因为马上头脑里面像抹了清凉油一样。

所以说，我们有了病不可怕，可怕的是不知道自己有病。实际上，不要说患者不了解自己，就是医生也不是全部了如指掌。更有甚者患者明显感觉到有症状，但X线、CT、MRI报告"未发现异常"，就自认为能吃能喝就没病，其实轻微的变化一些检查是发现不了的。

颈椎病之所以提前光顾我们，就是因为我们的颈椎每天总会有意无意地遭遇到一些损害，有些是可以避免的，而有些却是不得不面对的。而我们能做的就是提前对它们的起因有所了解，并在第一时间加以预防。

颈椎病越来越多，致病人群越来越趋向年轻化跟现在的生活方式有莫大的关系。我们长期生活在一种低头工作的状态里，短时间内好像没有什么大的影响，但是时间长了坏的影响就会慢慢表现出来，一开始可能仅仅是不舒服，等到一旦发病就会一下子变成不可逆转的可怕状态，这就是中国传统医学经常说的"五劳所伤"。人体脊椎有特有的生理曲线，如果我们违反规律，长期让它处于一个变形的姿势，

终会导致机体失衡，血液循环不畅，造成筋骨损伤。比如，长时间躺着看电视、坐车打盹都是让颈椎很受损的举动。

相比于男性来说，由于特殊的生理，女性的体质相对偏虚偏寒，假如其居住的环境不够保暖，又喜欢吃生冷瓜果或喜欢穿露脐装等不能保暖的衣物，再加上所做的工作是属于待着不动状态的都容易使身上的阳气遭受损伤，从而使得筋骨虚寒、风寒湿邪容易乘虚而入。风寒湿邪可使颈部肌肉痉挛、小血管收缩，导致软组织血循环障碍，久而久之，就会引起颈椎病。

 脖子是连接头颅和躯体的生命线

颈部即我们俗称的脖子，它虽然是身体较细的部位，却是连接头颅与躯干的"生命线"。

1. 大脑供血离不开脖子

脖子两侧分布着颈动脉，它与椎动脉一起负责大脑供血。其中，颈动脉为大脑提供80%以上的血液，我们可以在喉咙突出部分两侧大约5厘米的地方，触摸到它的跳动。

2. 脖子里的神经调节全身

大脑发出的神经都要经过颈部下行，其包含的神经各司其职：8对脊神经支配人体的运动和感觉；4对脑神经调节血压、呼吸和胃肠蠕动；交感神经能使人心跳加快、肢体血管收缩、让人出汗等；副交感神经兴奋能使人心跳减慢、变弱。最后，从中医的角度来说，脖子还是全身经络的贯通之处，包含督脉、膀胱经、小肠经、胆经及三焦经5条重要经络。脖子后面的风池、风府、大椎等穴位，是养生保健"要点"。

3. 脖子上的淋巴是人体的免疫防线

脖子里分布着密集的淋巴结与神经干。病毒、细菌最易侵犯呼吸道和口腔，受到感染的淋巴液回流时，第一站就是脖子，因此脖子上的淋巴结也是人体第一道防线。

4. 脖子出问题会引起一系列疾患

专业研究显示，70%以上的头痛跟脖子有关，被称为颈源性头痛，表现为单侧或双侧枕部、耳后闷胀或酸痛，可伴有恶心呕吐、耳鸣、眼胀以及嗅觉和味觉改变，很容易被忽略或误诊；颈椎病引起椎动脉供血不足，会导致颈性眩晕，特别是在颈部活动后更加明显；颈椎骨质增生、错位失稳、椎间盘突出等会导致颈胸综合征，使人出现阵发性胸闷、心前区疼痛、窒息感；颈椎病可引起吞咽不畅，这是因为食管上端和第6颈椎相邻，后者增生就会压迫食管；如果颈椎增生压迫到颈交感神经，还会导致胃肠道蠕动减慢，诱发便秘、腹胀。

此外，脖子还是其他疾病的"信号灯"，美国睡眠协会的研究发现，脖子粗的人容易出现睡眠呼吸暂停等。还有学者指出，脖子越粗，患心脑血管病和糖尿病的风险越高。经不完全统计，脑卒中患者有90%以上都有颈椎病，所以颈椎病和脑卒中之间存在密切的关系。顽固性失眠或神经衰弱患者经临床观察发现70%以上伴有颈椎病。颈椎病还会引起严重的记忆力下降，甚至将来形成早老性痴呆。

 自测你是否颈椎病的高危人群

（1）肢体某一部位发生像触电一样的放射痛，这是神经根型颈椎病的典型表现。如果同时伴有头晕、恶心、视物旋转的症状，则往往伴有椎动脉型颈椎病。

（2）手指麻木，特别是双侧都麻木，可能是得了颈椎病，导致脊髓重要结构受到压迫。

（3）手指屈伸实验：手握拳，然后完全伸开，10秒做20次以上才算正常。

（4）试图两只脚在一条线上走，颈椎病患者是走不了直线的。

（5）最近常常感到四肢无力，走起路来打飘。

（6）在最近的几个月里，发生了几次莫名其妙的落枕事件。

（7）除了颈部不适外，经常头晕、眼花、心慌。

（8）整个颈部肩膀酸疼得抬不起来虽经按摩情况好转，没过几天情况更糟糕。

（9）在装扮上，从不落伍，夏天吊带装、冬天低领衫，常常露出性感的脖颈。

（10）视力又下降，而且眼睛特别容易疲劳、怕见光、爱流泪？

如果你已经具备上述特征一项以上，那么就要警惕颈椎病来袭的可能性了。

亡羊补牢永远比不上未雨绸缪，与其等到颈椎受伤，再去接受长期烦琐的治疗，还不如主动出击，让颈椎受到我们的精心照顾，不发生事故。

 颈椎养护小方法

1. 晨起养护

早上起床防止被寒邪侵袭。古人喜欢穿长衣服，一方面是为了礼仪，其实另一方面也是养生之需。无论冬夏，都要给自己的颈椎以舒适的温度。即使是为了美丽，也要在办公室准备一件披肩，以保护好颈背部。偶然有受寒现象，可以给自己煎一碗驱寒汤：红糖2汤匙、生姜7片，水煎10分钟，饮用1~2次就可以驱走寒气。

2. 办公室养护

即使身处人多的办公室，也可以很好地保养颈椎，比如利用工间休息练习一下颈椎操：端坐，全身不动，单头部运动，分别做低头、抬头、头左转、头右转、头前伸、头后缩、头顺时针环绕、头逆时针环绕动作。每次坚持5分钟，动作要轻缓、柔和。

3. 午休后的按摩动作

午休以后不要马上投入工作，可以单手拿捏颈部或用两手小鱼际

保护脖子，就是保护我们生命的健康要道

在颈部后方来回摩擦，力度要轻柔，连续拿捏或摩擦50次，待颈部发热后，会有很放松和舒适的感觉。

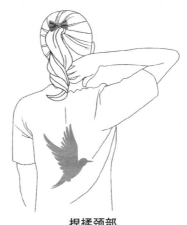

捏揉颈部

4. 增加户外运动

软骨组织的营养可不是通过血液供给的，而是通过压力的变化来进行营养交换。如果缺乏活动的话，软骨就会营养不良，进而导致退化，所以增加户外活动是养护颈椎的方法之一，推荐的运动项目有游泳、八段锦、易筋经、太极拳等。

5. 晚上泡脚加中药热敷脖子

晚上很多朋友喜欢泡脚，那么我们就把泡脚和热敷脖子放在一起，下面泡着脚，上面将小茴香些许、盐半斤一起炒热，装入布袋，放在颈背部热敷30分钟，每天1次。这种方法可有效改善颈背部血液循环，缓解肌肉痉挛。注意，别让温度太高或时间过久。

6. 躺在合适的枕头、床垫上进入梦乡

枕头和床是颈椎的亲密伴侣，枕头过高或者过低，床垫过于柔软都会连累颈椎。选择一个合适的枕头和床垫是一件当务之急的事情（关于枕头和床垫在其他章节有专门阐述）。

让我们善待颈椎，善待健康！

擅长伪装的颈椎病

在许多人看来，只有颈部疼痛，甚至出现头晕、四肢麻木、疼痛等症状才算是得了颈椎病。殊不知，颈椎病还常常会伪装成其他风马牛不相及的症状。近日，就有一则"误把颈椎病当心脏病治疗三年"的新闻，引人唏嘘。

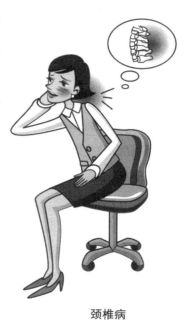

颈椎病

从三年前开始，王女士经常感到胸闷、心慌、气短，到医院检查多次，心脏却并未发现太大异常，吃药也不见改善。直到最近，她听说一个朋友得了颈椎病，跟她症状有些类似，才赶紧找到骨科专家检查，果然被确诊患有严重颈椎病。原来，颈椎和上胸椎的小关节错位时，会压迫到交感神经和副交感神经，从而影响到支配心脏的神经，继而引发心脏疾病，表现出心律失常等症状。

颈椎病真是太狡猾了！那么，除了心脏病，颈椎病还会有哪些意想不到的"伪装"呢？

1. 颈源性高血压

颈椎病引发的高血压，通常是由颈部交感神经兴奋导致毛细血管收缩引起的，属于继发性高血压的一种，需要结合治疗颈椎病才能把血压稳定下来。此类病症按高血压治疗多不见效，而颈椎病症状被控

擅长伪装的颈椎病

47

制后，血压即随之下降。与单纯的高血压患者不同的是，有颈椎病的患者还常伴有颈部疼痛、上肢麻木等现象。

2. 颈源性脑血管疾病

据有关机构统计：全国每年近100万脑血管患者，26%是因颈椎病而诱发。这是由于椎-基底动脉受压，造成脑供血不足，长期维持这种状态，就会出现头晕、手足麻木、走路不稳，甚至发生脑血栓、脑梗死，有些患者可因此导致偏瘫。据统计，脑卒中患者中90%以上都患有颈椎病，可很多人之前不去注意，到脑卒中后还不知道，甚至有很多医生对此也不了解。

3. 颈源性心绞痛

如果你患"心绞痛"，一般药物治疗无效，应想到是否为颈椎病所致。这是因支配横膈及心包的颈椎神经根受到损害，或心脏交感神经受到刺激所致。患者可出现心前区疼痛、胸闷、心律失常及心电图ST段改变，易被误诊为冠心病，按压颈椎附近的压痛区可诱发疼痛，当头部处于某种特定的位置和姿势时可使症状加重，改变位置后则减轻，按颈椎病治疗就能收到明显效果。

4. 颈源性吞咽障碍

吞咽时有梗阻感、食管内有异物感，少数人有恶心、呕吐、声音嘶哑、干咳、胸闷等症状。这是由于颈椎前缘直接压迫食管后壁而引起食管狭窄，也可能是因骨刺形成过速使食管周围软组织发生刺激反应所引起，临床上极易误诊为食管疾病。

5. 颈源性眼病

表现为视力下降、眼胀痛、怕光、流泪、瞳孔大小不等，甚至出现视野缩小和视力锐减，个别患者还可发生失明。这与颈椎病造成自主神经紊乱及椎-基底动脉供血不足而引发的大脑枕叶视觉中枢缺血性病损有关。

6. 颈源性胸部疼痛

表现为起病缓慢的顽固性的单侧胸大肌和乳房疼痛，检查时有胸大肌压痛。这与颈6和颈7神经根受颈椎骨刺压迫有关。

7. 失眠，神经衰弱

经临床观察患有这种病的人70%以上伴随颈椎病发生。可很多患者和医生只是把它当作失眠来治。

8. 反复发作的头晕

这个症状主要是椎动脉压迫所引起，如果患者在高处作业、河边行走、开车途中、机器操作的过程中突然晕倒，就会带来很严重的后果。颈椎病引发的眩晕既有一过性的，也有患者头部偏向一侧时突然出现的。

9. 记忆力下降严重

大脑运转靠血液，颈椎病会造成血流量减少，引发脑供血不足，进而导致患者记忆力下降等。这一症状在老年患者中最明显，需要引起我们的警惕。引发健忘的原因很多，一般建议患者先去神经内科、心脑血管科以及耳鼻喉科检查，排除其他原因后再来骨科就诊。但如果伴有眩晕、颈肩部僵硬等症状，基本上可以肯定是颈椎病在作怪。

10. 耳聋、耳鸣

颈椎病的发生常伴有多种并发症存在，耳鸣、耳聋就是其中一种。颈椎病会导致脑供血不足，颈椎的骨质增生压迫椎动脉，或刺激交感神经引起椎动脉、内听动脉痉挛，出现缺血症状，耳鸣症状因此出现。

温馨提示：由此可见，当一些患者经常出现头痛、牙痛、三叉神经痛、眩晕、恶心、呕吐、失眠、烦躁或有精神抑郁、视力及听力障碍、味嗅觉及皮肤感觉异常、心律失常等症状而又久治无效时，不妨查查颈椎，切忌"头痛医头，脚痛医脚"，因为病变很可能在颈椎。

擅长伪装的颈椎病

49

颈椎病也"好色"？一点不假

现代人对美女的评判标准中有一条就是要有细长柔美的脖子，然而这样的脖子却是颈椎病的最爱。

有一次讲座的时候，我发现现场的主持人才26岁就患上了严重的颈椎病。给她治疗的骨科医生说，这是因为美女主持人脖子细长，颈椎周围的肌肉太薄弱了，看起来就像一根牙签顶了一个苹果，当头部长时间保持一个不良姿势的时候，支撑的颈椎就受不了了，颈椎病自然就出现了。

从人类进化史上来看，四肢爬行的动物为了抵抗地心引力对头部的吸引，走路时头部一定要抬起才能看到前方的路与猎物。这种长久的抬头过程，使它们的颈椎以及颈椎附近的肌肉都非常粗壮。身体的进化规律就是这样的，只有当它从纯粹的功能中解放出来，才可能向优美变化，当猿开始直立行走，颈部不再负责抬头，只负责承重头部和灵活转头，就开始变细变长。这个美，是有成本的。在同样的生活环境里，一样受风，一样经常低头，这位美女主持人会得颈椎病，换成拳王泰森就不会。越是高级的器官组织，进化成熟越晚，退化也越早。颈椎就恰恰符合这个规律，它在体现人体优美的同时自身也最脆弱。

另外，女性的很多爱美习惯也会加重颈椎病。让我们来看一下哪些是不好的习惯？

1. 甩长发

长发飘飘最能表现女性美，但频频甩动却也是引发颈椎病的诱因。因为，甩头发这个动作要先稍低头，然后手向后理头发，头发同时顺势向后外方转个圈。这个动作往往是反复、长期而且单侧的颈椎运动，很容易使颈部劳损而加重颈椎病。

2. 长时间在化妆台化妆

曾经接诊过一个女患者，颈椎问题很严重，已经造成生理曲度变直，颈椎上有多处明显的压痛点，拍过片子发现有颈椎错位的地方，复位后有好转，但是很快就又不行了，搞得我很郁闷，对自己的治疗手段也开始产生了怀疑。一次偶然之间在询问她每天都干什么的时候才恍然大悟，原来她是一个时装模特，每天花在梳妆台上的时间超过了2个小时，长时间保持一种颈椎前探的姿势，这样不但导致颈椎有问题，连肩部也会出现问题。

3. 托腮发呆

经常到景区会看到装修很别致的客栈门口会写着一个招牌：适合喝茶、侃大山、发呆。后来在临床时间长了，发现发呆也会得病，原来人发呆的时候，脖子是没有支撑的，这个时候很多女性喜欢托着腮帮子在那想事情。然而托腮而坐或思考，也容易对颈椎造成损伤，发生躯干倾斜，容易诱发头疼、背痛。

4. 窝在床上或者沙发上

看过一幅漫画，说宅在家里的女人是什么样子的，画得很传神，就像蜷在一起的一只猫。很多朋友喜欢在休息日里躺在床上看电视，由于长时间保持一个姿势，人的躯体活动就比较少，而此时，头部长时间保持一种姿势，颈部肌肉便容易疲劳僵硬，这种情况下，当头部转动时，肌肉应答能力就会减弱，导致关节错缝、肌肉扭伤，诱发颈椎病的发生，严重的甚至还会出现关节脱位。这些患者中，还不同程度地存在胸痛、背痛等表现，这也是由于长时间的躺卧位姿势，造成背部和胸部关节紊乱所致。

5. 着清凉吊带衫

有些吊带衫系在脖子上会造成脖子前屈，引起颈部肌肉紧张、痉挛，导致颈部动力平衡失调，影响正常的生理弯曲。时间长了就会出

颈椎病也"好色"？一点不假

51

现病变的椎体增生、韧带钙化等，刺激或压迫相邻的神经和血管，从而加重颈椎负担。此外，穿吊带衫时脖子完全暴露在外，容易使颈背肌肉受寒，诱发颈椎病。

6. 不正规的按摩

按摩的治疗技术是一门很高深的学问，很可惜到了现在，变成了一个似乎人人学个三两天就可以上手操作的技术，其实颈椎部位是个很危险的部位，不是哪一种颈椎病都可以使用一样的手法的，比如对于脊髓型颈椎病而言，随意按摩、捶打、牵引，可能对颈椎造成更大伤害，严重者甚至会导致瘫痪。

所以建议保持某一个姿势的时候，过一段时间就换一个相反的姿势来对抗一下，防止肌肉疲劳。如果有可能，每天晚上睡觉前用热水袋热敷一下颈椎后方，对于缓解肌肉痉挛，改善颈椎疲劳状态效果良好。多练头和双手对抗运动。站着或者坐着，上身要直立，头略微向后仰，双手交叉放在枕后（就是后脑勺）部位。用力向后仰头，同时双手用力抵住枕部使头不能后仰，这个就是头和双手的对抗。这时候会感觉到颈部后方的大块肌肉在持续收缩用力，但是颈部却因为双手的对抗动作没有活动。这种状态医学上称为肌肉的"抗阻等长收缩"，是迅速增强肌肉力量的最好方式。一般每天锻炼5组，每组对抗20次，每次持续对抗5～10秒。

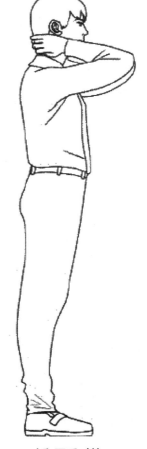

头和双手对抗

你是"低头族"吗

很多朋友听说过这个新闻：在某中医院推拿科做颈椎牵引治疗的患者当中居然有一个8岁男孩军军（化名），引得诊室一片哗然：怎么这么小的孩子也得颈椎病？

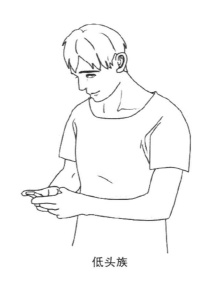

低头族

其实在临床当中做过一个统计，现在的临床脊柱病患者，尤其是颈椎病患者的年龄越来越趋向年轻化。很多小学生的颈椎在X线片下的显示触目惊心，不但生理曲度发生了变化，而且居然像老年人一样有了明显的增生，也就是说不到10岁的年龄居然有了四五十岁的脖子。那么是什么原因使孩子们的脖子变成了这样的状态呢？我不得不苦笑着说，科技。是的，科技是把双刃剑，在带给人便利的时候，也存在着隐患。

上面提到的军军就是被"科技"给害的。据他的妈妈说，因为工作忙无暇顾及他，就甩给他一个平板电脑让他玩游戏，这一玩不打紧，除了吃饭和睡觉，这孩子陷入到了一个狂热的状态，简直可以说是手不释"脑"，发病那天据他妈妈说从早上开始大概玩了将近十个小时，睡了一觉以后，忽然间脖子就不会动了，医生判断平时孩子颈椎已有劳损，这一天低头时间过长，扣动了颈椎的"扳机点"，导致颈部肌肉僵硬而引起疼痛。

从临床情况看，经常低头玩电子产品和学习姿势不正确，是颈椎病"娃娃化"的两大原因。孩子的骨骼还在成长过程中，十分脆弱。周围顾护颈椎的肌肉发育也不强健，经不起长时间的劳损。正常人的颈椎生理曲度是向后弯的，呈C字形。长期低头会破坏这个结构，使颈椎生理曲度变直，造成颈部肌群肉劳损痉挛，颈椎失稳，稍用力不当就会出现小关节错位，这一类孩子不但将来会终生伴随颈椎问题，还会影响到其大脑的供血供氧，导致头痛头晕、失眠健忘、注意力不集中，严重影响到工作学习生活。

现在网络上流传着一句话："世界上最遥远的距离，莫过于我们在一起，你却在玩手机。"这可能是对当今"低头族"最形象的写照。不少人发现，如今地铁、公交车里的上班族，几乎个个都作"低头看屏幕"状，大部分在看手机，有的掏出平板电脑或笔记本电脑上网、玩游戏、看视频，每个人都想通过盯住屏幕的方式把零碎的时间填满。很多人一到餐厅，首先问到的就是wifi密码，然后在吃饭之前给食物拍个照片，发个微信。

"低头族"产生的原因，主要是因为大家对于媒体传播新闻的一种依赖性。但实际上，超过半个小时的低头时间，人就会明显地感觉到颈部十分疲劳，长期坚持这样，很容易导颈椎的退化。长期低头看手机，眼睛还会出现疲劳，眼睛周围肌肉得不到放松，进而导致眼睛出现酸痛，以及视力模糊等症状。

长时间玩手机还会让人变丑。首先长时间低头，会令面颊和下巴的肌肉因重力而下垂，可能形成双下巴，呈现与年龄不符的老态；其次，手机显示屏上的文字小，读起来费力，下意识地眯眼看会在眉间眼角形成皱纹；再次，"煲电话粥"会令皮肤生成黑色素，久而久之会长斑点……这些不是危言耸听，长时间低头玩手机确实可以影响到我们的面容。辐射也会让你的皮肤变得很差，还会造成肌肤老化，主要表现在产生三种皱纹上：川字纹、抬头纹和颈纹。当你在摇摇晃晃的车上、地铁上认真地盯着手机看时，眉头其实已经不自觉地皱了起来。经年累月，眉间的川字纹一旦形成，就再也别想"抹"去了。而长时间低头聚精会神地看一样东西的人，由于额头肌肤长时间紧绷着（又因肌肤缺水、本身老化等），一抬头必现"三"字皱纹。

低头看手机对于身体损害最大的还是颈椎，在我们低头看手机的时候时颈椎前曲角度达45°以上，比坐位上的30°更多，不正确的姿势持久不变，就有可能引发严重症状，长期固定姿势会造成肩颈酸痛、僵硬或是手麻的"肩颈症候群"。如果颈椎长期处于极度前屈的异常稳定状态，就会对颈椎造成伤害，而这种危害比看电脑还要高几十倍。

很多低头族会不以为然，说我都低了这么长时间也没感觉有什么毛病呀。首先这些疾病是一个累加的过程，很多人觉得自己的疾病好像是某一天忽然产生的，其实不是，而是不良习惯达到一个高峰以后，被某一件事情忽然击垮。另外，你在这个过程中可能会觉得有以下一些不舒服，这种不舒服其实就是颈椎病的征兆，提示我们一定要注意了。

（1）久治不愈的头晕、头痛或偏头痛。

（2）非耳部原因的持续耳鸣或听力下降。

（3）不明原因的心律不齐、类似心绞痛的症状。

（4）久治不愈的低血压或"莫名其妙"的高血压。

（5）久治不愈又"找不到原因"的内脏功能紊乱，如呼吸系统、消化系统、内分泌系统功能紊乱等。

（6）不明原因的失眠多梦，记忆力下降。

（7）总是将头歪向一侧或反复落枕。

（8）反复发作的颈腰背痛。

（9）长期打呼噜。

（10）头重发麻，手指发麻，上肢无力等。

是不是觉得挺可怕？让我们将手机收起来，把头抬起来，做个健康的抬头族吧！

你是"低头族"吗

你的脖子酸痛吗

长时间伏案工作的人群大多会有这样的体会，后脑勺下的肌肉经常酸痛，尤其是用手指点按后枕部的时候疼痛会更加厉害，有时在太阳穴的区域也常常会感觉疼痛，这是为什么呢？

为什么脖子会酸痛

其实这种状态跟后脑勺下方的枕下肌群有很大关系。枕下肌群，位于枕骨的下方，寰椎、枢椎的后方，头半棘肌的深面，作用于寰枕及寰枢关节，主要包括头后大、小直肌和头上、下斜肌。

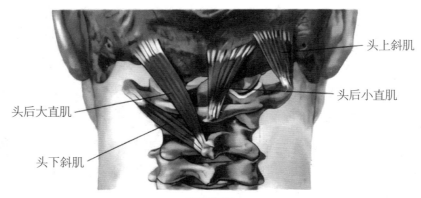

头上斜肌

头后小直肌

头后大直肌

头下斜肌

枕下肌群

（1）头后大直肌的作用是帮我们仰头、转头，形态细长，上端连着枕骨，下面连着第2颈椎枢椎。

（2）头后小直肌，是我们仰头时会用到的，相对短胖，上端也连枕骨，下面连着第1颈椎寰椎。

（3）头后上斜肌是我们做仰头、转头、头部侧屈动作时要用到的，上端连在枕骨上，下端连在寰椎的横突（相当于颈椎两侧伸出来的翅膀）上。

（4）头后下斜肌的作用是帮我们转头，是这4组肌肉里唯一不连着头骨的肌肉，上端连在寰椎横突上，下端连在枢椎的棘突上。

这4组核心肌肉，主要掌管着我们仰头、转头、头部侧屈的动作，同时也起到辅助稳定头部的作用。

长期伏案或低头工作人群，由于枕下肌群长时间处于紧张状态，容易造成积累性损伤，即通常所说的劳损，因枕下肌群长期受累，可能导致肌肉及肌筋膜结缔组织慢性无菌性炎症、肿胀和硬结，进而引起肌肉痉挛、硬化和粘连，进而卡压枕大神经和颈动脉，使头颈部发生酸胀疼痛。这也是很多临床上头痛的患者在使用药物效果不佳，一直找不到原因的症结所在。

所以我做讲座的时候经常说，人身体很重要的一个地方是脖子，脖子很重要的地方是后脑勺，建议大家早上起床后或者伏案工作劳累后多对后脑勺部位进行良性刺激。

 脖子酸痛怎么办

好了，说了这么多，我们来点干货，谈谈具体的治疗方法。

1. 牵拉枕下肌群

采取俯卧姿态。按摩的人将手放在你的枕骨后方，手指像弹钢琴一样按揉你的枕下肌群，然后慢慢向头顶的方向牵拉，坚持5分钟。每天1次，坚持1个月。

2. 网球按压

采取仰卧姿态。把一个网球垫在你最疼的位置，坚持2～3分钟，每天至少1次。这个方法虽然没有手法治疗效果快，但也能起到放松的作用。

3. 练习少林文八段锦

（1）两手抱昆仑：昆仑指的是枕骨下的颈部。具体方法是将双手交叉，自身体前方缓缓上起，经头顶上方向下将两手掌心紧紧贴在枕骨处。手抱枕骨向前用力，同时枕骨向后用力，使后头部肌肉产生一张一弛的运动。这个动作可以活动颈部小关节，增加颈部肌肉力量，增强对颈椎的保护功能，辅助治疗颈部扭挫伤、落枕和颈椎病引起的头颈项背筋肉酸痛等。

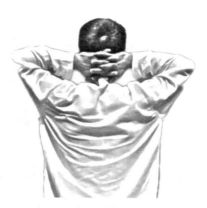

两手抱昆仑

（2）左右敲玉枕（鸣天鼓）：以两手掩住双耳，同时两手的示指相对，贴于两侧的玉枕穴上。随即将示指搭于中指的指背上，然后将示指滑下，以示指的弹力缓缓地叩击玉枕穴，使两耳有击鼓般的咚咚声。左右各24下，两手同弹，共48声。对后颈部的肌肉能起到很好的

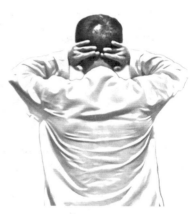

左右敲玉枕

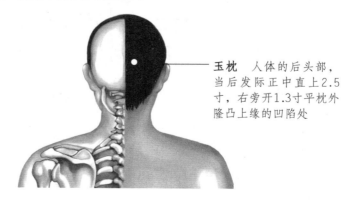

玉枕 人体的后头部，当后发际正中直上2.5寸，右旁开1.3寸平枕外隆凸上缘的凹陷处

松解作用。

（3）微摆撼天柱：头部略低，使头部肌肉保持相对紧张，以左右"头角"的劲，将头向左右频频转动。如此一左一右地缓缓转动20次左右。

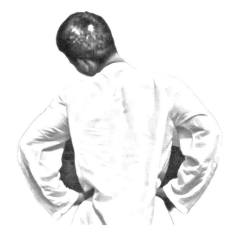

微摆撼天柱

（4）背摩后精门：将本来摩擦肾俞的动作改成摩擦后脑勺。以鼻吸气，然后屏住气，用两掌相搓擦极热，一面徐徐呼气从鼻出，一面分两手在后脑勺上下搓擦36次，同时顺带着对太阳穴附近也进行摩擦，能够有效改善后颈部肌肉的痉挛，使气血快速贯通。

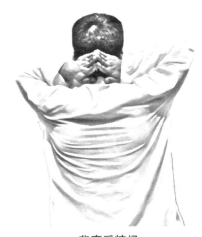

背摩后精门

脊柱养护··颈椎篇

会枕枕头是一件大学问

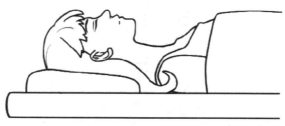

枕对枕头不生病

　　人的一生平均有三分之一的时间在床上度过，所以选择合适的睡眠用具就非常重要。枕头保证了我们在睡眠的时候维持头颈部正常位置，保持颈椎段正常的生理曲度。如果枕头使用不当，不仅使颈部肌群失去外在平衡，而且直接影响颈椎管容积的大小和局部组织的解剖状态，长此下去，我们不但不能从睡眠当中获得健康和精力，还会为患上疾病埋下祸根。因此，必须对枕头给予足够的重视。

 睡觉枕多高更合适

　　高枕容易引起颈椎病：古人云，高枕无忧。然而，临床上有很多落枕患者就是因为睡了太高枕头的缘故。所以高枕是引起落枕、颈椎病的常见原因之一。

　　低枕容易使供血不均衡：专家认为枕头过低或不用枕头同样不利于健康。有的人患了颈椎病后认为不用枕头就能利于康复，其实这种想法是不科学的。不垫枕头，人仰卧时过分后仰，易张口呼吸，进而产生口干、舌燥、咽喉疼痛和打呼噜现象。如果侧卧不垫枕头，一边的颈部肌肉也会由于过分伸拉、疲劳而导致痉挛、疼痛，出现落枕。

枕头过低还会使得供血不太均衡，容易造成鼻黏膜充血肿胀，而鼻黏膜很敏感，一肿胀便会影响呼吸。如果颈部与肩部在一觉醒来后出现酸痛的现象，那也可能是枕头太低或不用枕头造成的。

那么，枕头究竟该多高才合适呢？枕头的高度，以仰卧时头与躯干保持水平为宜，即仰卧时枕高一拳，侧卧时枕高一拳半。一般来说枕高以10～15厘米较为合适，具体尺寸还要因每个人的生理弧度而定。

此外，过硬的枕头，与头的接触面积减少，压强增大，头皮会感到不舒服；枕头太软，难以保持一定的高度，会导致颈肌过度疲劳和影响呼吸通畅，不利于睡眠。枕头只有柔软又不失一定硬度，才能既减少与头皮之间的压强，又保持不均匀的压力，使血液循环可从压力较小的地方通过。建议大家选用填充物为荞麦皮的枕头。

教你这样选枕头

1. 仰卧易打鼾，枕头应松软

优点：仰卧时，头、颈和脊柱自然弯曲，腰背不会出现侧弯扭曲。对于常反酸的人，这也是理想的体位，头枕得稍高，胃部低于食管，胃酸就不易返回。仰卧还避免脸部被挤压出皱纹，尤其对女性来说，乳房不受挤压，可减轻下垂状况。

缺点：仰卧时头部若过高，会阻碍呼吸，因此采用这个睡姿最容易打鼾，对心肺疾病患者较为不利。

选个好枕头：最好选择蓬松柔软、10～15厘米高的枕头，既能让头颈得到足够的支撑，又不会太高。

2. 侧卧脖子疼，枕头加厚些

优点：侧卧总体来说对健康有利，它可以减轻打鼾及反酸现象，保持脊柱正常舒展，避免腰背疼痛，并且最适合孕妇。需要提醒的是，孕妇应向左侧卧，这样能保持血流通畅。

会枕枕头是一件大学问

61

缺点：侧卧会挤压脸部产生皱纹，并易使乳房下垂。侧卧时，人们通常会蜷缩身体，这有助于缓解脊椎间盘压力，但头不宜过高或过低，否则醒后易头颈痛。

选个好枕头：经常侧卧的人，需要一个稍微厚点的枕头，躺下后，枕头的侧面应形成马鞍状。这样才能填补头和肩膀之间的空隙，使头、颈、脊椎处于一条直线上。另外，侧卧时，两膝之间还可以夹个小枕头。

3. 俯卧爱落枕，最好改正它

俯卧最不利于健康。俯卧不利于脊柱保持在一条直线上，容易引起落枕等，而且此时关节和肌肉都会产生一定的张力，刺激神经导致疼痛、麻刺感。此外，俯卧时胸部受压，会加重心肺负担。

4. 枕头选购及应用贴士

（1）市面上某些枕头会于枕内加入磁石、草本植物等，声称有助入睡，但应注意部分人或许会对植物敏感，而在枕内放置磁石，也需要留心入睡时会否触碰到这些硬物。

（2）部分人用枕头时，会误将其置于过高位置，只顾承托头部，忽略了对颈部的承托，其实枕头最重要的功用是保护颈椎，以维持其弧度。

（3）选择枕头时，应先用手压下去测试其软硬度，避免过硬。软硬适中的枕头能让头部就枕时，减少头部与枕头之间的压力，使颈部与头部的血液循环更为畅顺。

（4）部分人在睡觉时，会觉得不使用枕头更为舒适，这很可能代表其颈椎已出现病变或移位，因此使用枕头时反而较难以承托，建议如有此情况应立即就医检查。

（5）入睡时避免将手臂高举过头，因这动作会令手臂的神经网状组织受到拉扯，并同时压逼手臂和肩膀的肌肉及血管，影响神经和血液循环的正常运作。

小心！反复落枕可能是颈椎病的前兆

一位30多岁的朋友在饭桌上跟我说他经常落枕，平均一周就会有一次，别人说可能是枕头的问题，于是他换了一个颈椎保健枕，可还是经常落枕。我跟他说你还是到我们医院来检查一下，我怀疑你是颈椎病。他疑惑地说落枕怎么变成颈椎病了，后来犹犹豫豫地来医院一检查发现真的是颈椎病，颈椎生理曲度已经变直，颈3椎体向左偏歪。

然而生活中还是有许多人对于落枕不够重视，认为这根本就不是病，不用管它也会慢慢转好。但是专业人员提醒大家，临床上常把落枕称为急性颈椎关节周围炎，说明它就是一种炎症，如果不加以重视，很可能会引发慢性疾病。特别是反复落枕就被认为是早期颈椎病的一种临床表现。

 为什么会落枕

出现反复落枕，说明颈椎周围的韧带开始松弛，失去了维护颈椎关节稳定性的功能，医学上称为"颈椎失稳"，而且椎关节已可能发生"错位"，可累及椎间盘，使骨质增生加速，发展成颈椎病。

落枕通常是由于睡眠时颈部姿势欠妥，枕头高度不当，致使颈部一侧肌肉、关节和韧带长时间地受到过度牵拉，造成急性软组织损伤，或睡眠中未注意保暖，使颈部一侧的肌肉受风着凉，寒冷刺激引起局部肌肉痉挛性疼痛。但落枕不只会在睡眠时发生，任何使颈部肌肉劳累或者突发性损伤，如患有颈椎病或颈椎关节错乱，均可反复引起落枕。

中医认为，"气为血之帅，血为气之母"，当气机无法推动血液运行时，颈部受风寒也会导致落枕。而夜间正是阳气渐衰、阴气渐盛的时候，这时，若不注意避风寒，很容易受到外邪侵袭而导致脉络受阻，进而出现落枕。

一般来说，落枕是可以自愈的，如果贴膏药或轻轻按摩会好得更快，大概一两天疼痛就会有明显缓解。如果落枕后3天以上还没有明显好转，那就需要引起重视，这可能是颈椎病的前兆；如果连续在一段时间内反复出现落枕，颈椎病的可能性更大。

前不久，一位30多岁的年轻女性来找我看病。她3天前早上起床后，突然感觉脖子酸痛、肩颈僵硬，没法自由转动头部。刚开始以为是晚上睡觉吹空调引起的落枕，便没有特别在意，随便找了张膏药贴上，谁知过了几天她感觉脖子越来越疼，贴膏药处还有些红肿。我了解到她的职业是会计，最近几个月经常加班，便建议她做完检查再来找我，拿到结果一看，她果然是颈椎病。

因此建议，长期在空调环境办公的人们，白天在电脑前工作一段时间后应该站起身活动一下颈部；睡觉时要选舒适的枕头，枕头高度要符合个人的肩宽需要，仰卧枕高约一拳。如果已经落枕，睡眠时一定要枕枕头，否则会让颈部肌肉更加疲劳，加重水肿。

擀面杖是治疗落枕的秘密武器

如果落枕了，你会怎么做？相信大多数人都会忍一忍，等它自己好转。其实，你家厨房里就藏着治落枕的利器，那就是擀面条用的擀面杖。

小时候落枕了，姥姥总是用擀面杖来给我治疗落枕。先把擀面杖放在火上烤热至身体能接受的温度。我们趴在床

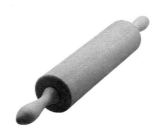

擀面杖

上，姥姥用发热的擀面杖在我们颈部轻轻滚动，直至颈部皮肤发热发红为止，这时通常会顿时感觉很舒服。

前一阵子和几个朋友聚会，其中一个朋友说："这两天落枕可把我折磨坏了，脖子稍一扭动就疼得厉害。"我灵机一动决定用擀面杖来给他治疗一下。

我就叫他们家人准备一根擀面杖，把擀面杖在火上烤一下，趁热拿过来，并让朋友把头低下，像擀面条一样，用擀面杖在他的脖子上擀了十几下。朋友顿时感觉脖子舒服多了，转动起来也灵活了很多。

需要注意的是把擀面杖放在火上烤时，火不要太旺，擀面杖也要不停地转动。治疗时，以颈部皮肤发热发红为度，不要起泡。平时可尝试多用热毛巾敷颈部。

小方法治疗大痛苦，建议朋友们回去专门准备一根擀面杖吧。

预防落枕须注意

（1）要选择有益于健康的枕头，用枕不当是落枕发生的原因之一。睡觉时枕头应放置在后颈部，而非后脑勺上，高度应以躺下刚刚搁平为宜。

（2）要留意避免不良的睡眠姿态，如俯卧把头颈弯向一侧；在极度疲惫时还没有卧正位置就熟睡过去；头颈部位置不正，过度屈曲或伸展等。

（3）要留意避免受凉、吹风和淋雨，晚上睡觉时一定要盖好被子，特别是两边肩颈部被子要塞紧，以免熟睡时受凉使风寒邪气侵袭颈肩部引起气血瘀滞、脉络受损而发病。

（4）要留意饮食平衡，荤素合理搭配，多摄入富含维生素、微量元素、钙的食品，如新鲜的蔬菜、水果、奶制品及豆制品等。

（5）要经常适量运动，特别是做颈椎的活动操，如米字操，也

小心！反复落枕可能是颈椎病的前兆

就是用头部动作来画"米"字，这是一种操作简便的颈部保健操，但动作要慢，快了容易伤到颈椎。

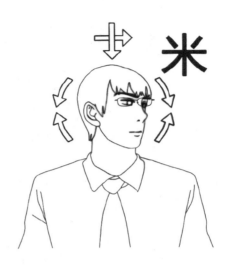

咽喉炎与颈椎病是一根藤上的两个瓜

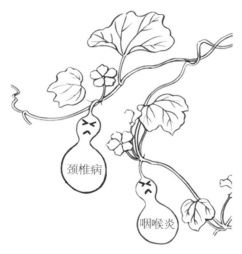

咽喉炎与颈椎病是一根藤上的两个瓜

作为医生，经常会有亲朋好友因为疾病问题前来求助，有些跟自己似乎八竿子打不着的疾病也会被咨询，前一阶段的一个患者的经历使我改变了治疗思想。

一个朋友的父亲，50多岁，患慢性咽炎多年，常感咽喉发痒，时而声音发哑，又有颈椎病数年，中医西医遍试，均无良效。找到我以后，我先是介绍他到耳鼻喉科就诊，但是一个阶段下来，效果跟原来差不多。后来，我在翻阅医学杂志的时候偶然看到了一篇文章介绍咽炎跟颈椎病的关系，灵机一动，这个患者会不会也是跟颈椎病有关系呢？于是我就让他拍了一个颈椎线光片，见颈椎4~6椎体均有不同程度错位，即予手法纠正错位，病人颈椎病不适症状立减，咽喉痒感消失，后来继续治疗2次，患者颈椎病和咽喉炎均不药而愈，至今再未发病。

提到咽喉炎的病因，大家想到的大多是对咽喉黏膜产生一定刺激的感染性疾病和免疫性疾病，而不会认为该病与颈椎病会有什么关系。然而事实证明，咽喉部炎症是颈椎病的重要易患因素，也就是说，咽喉炎与颈椎病是一根藤上的瓜，关系十分密切。

脊柱专家通过长期的临床实践发现，90%以上的颈椎病患者，均伴有程度不同的咽喉部炎症。有些职业人群如演员、教师、接触粉尘或异味化工产品的工人等，其咽喉部长期处于紧张和慢性刺激状态，是颈椎病的高发者。另外，吸烟、嗜酒等易感咽喉部炎症的人群，也易患颈椎病。

究其原因，颈椎与咽喉部位相近，两者之间的血液和淋巴循环存在密切联系。咽喉部的细菌、病毒等炎性物质，可以播散到颈椎部的寰枕、寰枢和其他椎间关节及周围的肌肉、韧带，使这些组织痉挛、收缩、变性、肌张力下降、韧带松弛，从而破坏颈部脊柱及软组织的完整性与稳定性，最终引起脊柱内外平衡失调，导致颈椎病的发生。

反过来，颈椎病引发咽喉炎在生活中也非常多见。例如很多人坐姿不正确，弓着背、弯着腰，会使颈椎椎体前缘逐渐形成骨刺，压迫刺激咽部，容易造成咽部炎症、水肿，引起吞咽困难、喉咙疼、声音嘶哑等不适，继而引发急性咽喉炎，如果反复发作得不到治疗，就很可能变成慢性咽炎。

所以，颈椎病和咽喉炎两者谁先谁后发生并不重要，重要的是两者可以互为因果，互相影响，使颈椎病和咽喉炎迁延难愈，甚至病情反复，逐渐加重。所以对颈椎病、咽喉炎，应采取颈咽同治的治疗，既重视咽喉炎的治疗，同时也应重视颈椎病的治疗。

由此可见，患者如果长时间感觉咽部不适，应注重颈部的保护。在日常生活中，要注意保护咽喉，多喝水，不吸烟，少吃刺激性强的食物如辣椒等，冬天注意颈部的保暖，出门要围围巾保护颈椎，积极预防上呼吸道感染。

注意！你的高血压可能是颈椎惹的祸

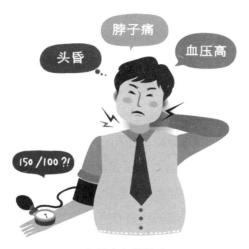

血压高与颈椎病

　　同行在一起吃饭的时候，经常会交流看病的心得，其中一个同行讲了一个自己在临床上无心插柳柳成荫的故事。

　　有一位患者患了颈椎病来找他治疗。患者描述自己除了有颈椎病以外，还有高血压病，但他的家族当中没有高血压遗传因素，平时换了好几种治疗高血压的药物但是效果都不明显，但每天还是跟吃饭一样定时服用，权当作是安慰剂。奇怪的是，他的高血压和低血压常常交替发生，一点都不稳定，发作时表现出头昏、头晕、记忆力减退、全身无力等症状。而且他提出血压的变化似乎跟颈椎有莫大的关系，当颈后部疼痛、头痛或头晕等出现时，血压升高；头颈部症状缓解后，血压亦随之下降。这一特点在发病早期尤为明显，随着病程的延长，此现象逐步减少。

说者无心，听者有意，我的这位同行是个有心人，他想起来在高血压的形成中有一种类型跟脊柱有莫大的关系，叫作颈源性高血压。

颈源性高血压是指因颈椎劳损、退行性变、外伤等原因，使颈椎失稳及错位，产生无菌性炎症，直接或间接刺激颈交感神经节或椎动脉而引起血管舒缩功能紊乱，脑内缺血，从而导致的中枢性血压异常。随着颈椎病的发病率不断增高，据相关机构多年观察，在临床中约有30%的高血压患者与颈椎病有关。

想到这里，同行若有所悟，在下一次这位患者就诊的时候，准备好血压计，提前量了一下血压，同时找到这位患者的X线片仔细观察，并且对颈椎进行再一次详细触诊，很快得出了判断：第2～4节颈椎骨错位，并伴有椎间盘退化、椎间盘突出。于是跟患者商量，做一下复位手法，看看除了颈椎，血压是不是也会发生变化，患者欣然同意。

为了舒缓他的心情，同行先让学生用艾条对其颈椎部位进行全面的回旋灸，等到皮肤发红的时候，再为他进行了比较专业的手法复位，之后让学生对头部和颈部做了15分钟左右的舒缓。做完之后，患者描述自己的脑子特别清醒，就像被水冲刷了一样，量了一下血压，神奇的事情出现了，血压完全正常。在随后的半个月治疗里，患者的颈椎病和高血压都得到了有效的治疗，这位同事也从这个病例当中受到了很大的启发，还专门写了一篇文章论述脊柱与高血压关系的文章发表在专业期刊上，实在是皆大欢喜。

当然我们要清醒地认识到，不是所有高血压都是由脊柱病引起的，一般跟脊柱有关的高血压一定要在临床上对脊柱做深入的检查，看脊柱是否有颈部活动障碍，颈肌是否紧张、压痛，或皮肤温度是否降低，触棘突或横突是否有偏移等。再看颈部X线片检查是否有异常表现，如椎体骨赘、椎间隙狭窄、钩椎关节退变硬化、颈椎生理曲度变直、椎体后缘增生等。

关注颈椎，莫过早痴呆了

今年刚过五十的李阿姨这一阶段有点奇怪，就连自己的女儿也觉得妈妈有点问题，三天两头出门忘带钥匙，整天在家里找东西，因为只要隔了一天，原来买的东西放到哪里都忘记了，更糟糕的是正在做饭的当口，如果有电话过来，接过电话就会忘记刚才还在做饭这件事。另外女儿发现母亲的性格也发生了变化，原来动作十分麻利，做事情风风火火的，现在却有点木讷，而且经常说错话。女儿不放心就带母亲到医院检查，做了记忆检测，发现她确实存在记忆障碍，接着又做了头部的核磁共振、脑电图等检查，医生告诉家人这是老年痴呆的早期表现。

女儿不理解的就是怎么才50岁的母亲就开始老年痴呆了呀？医生在常规处理的状态下建议带母亲到骨科检查一下颈椎是否有问题。这下子大家更是不理解了，老年痴呆怎么给扯到颈椎上面了？

然而骨科的医生还真是给李阿姨找到一点端倪，做了一个颈椎的正位、侧位、斜位、开口位的X线片，还经过MRI检查，发现她有颈椎间盘脱出、骨质增生、轻度的椎管狭窄，并且在李阿姨的颈椎上找到了明显的椎体偏歪的压痛点，经过正骨、松筋等一系列综合治疗，一个星期以后，女儿发现妈妈不但颈椎症状缓解了，痴呆症状也在慢慢缓解。

难道颈椎病也会引起老年痴呆吗？医生笑着说，这一种痴呆又被称为颈源性痴呆。因为椎动脉依次从各节颈椎的横突孔中向上穿行到达颅内，负责后1/3脑组织的血液供应。一旦颈椎发生骨质增生、错位等病变导致横突孔变细变形，椎动脉受到压迫或刺激，引起血管腔狭窄或血管痉挛，通过的血流量减少，会导致所供应的脑区发生供血不足，尤其是合并有颈动脉狭窄的老年人，脑缺血程度更重。慢性脑缺血会引起遗忘等认知功能下降，长此以往，最终形成"痴呆"。

所以当我们周围的老年人经常出现说话前言不搭后语、反复遗忘、反应迟钝、计算困难的时候，除了查一下脑部，还得查一下颈椎是不是也有问题。如果是因为颈椎的问题引起的遗忘乃至痴呆，对其进行积极的治疗，改善效果还是很明显的。

少林八段锦是对付脊柱病的利器。所以我在推广少林八段锦的时候，经常开玩笑说，赶紧练习吧，别让自己提前痴呆了。具体练习方法见拙著《少林八段锦》。

头顶物是防治颈椎病的绝妙方法

王小姐去年刚刚大学毕业，很不错的是毕业前就找到了一份办公室文秘的工作，这也算是跟她的专业对口。王小姐本身就爱静不爱动，加上很喜欢这份工作，所以经常坐在电脑前好几个小时，而且在她用电脑时头部会不自觉地往前倾。不到几个月她就忽然感觉不对劲，觉得左手酸麻，窜到手指头了，经X线检查发现颈椎变形，进一步做核磁共振检查确认是颈椎第4、5节椎间盘突出，压迫到神经。

这下子她慌了神，年纪轻轻怎么就得了这么严重的疾病。在我的建议下先给她保守治疗，于是施以颈椎牵引缓解压迫，同时进行热敷、电疗等，折腾了约3个月才把症状控制住。

她问我怎么用个电脑就会这么严重，我给她解释说，你这种情况主要原因是头部长期前倾，从力学的角度来说头部前倾会给颈椎造成很大的压力，前倾时，若耳朵超过肩峰1英寸（2.54厘米），压力就会多一倍，时间长了超过了颈椎的承受能力，自然就会发病，所以改变头前倾是第一步。

她试了一段回来跟我抱怨说，刚开始还能记住保持头部端正，可是一旦工作很认真的时候，头又会不自觉地前倾了，觉得非常苦恼，不知道该怎么办？我笑了，对她说别担心，教你一个少林功夫的妙招就能把这个问题解决掉。

这个功法在少林功夫里面是一个基本功，叫作头顶若悬。就是无论坐在那里还是站在那里，头顶都好像被一个东西在上面牵着，这样脖子就自然保持正直状态了。道理大家都明白，但是怎么实施还是有些小窍门的。我建议王小姐回去以后在工作的时候在头顶上放一本书，这样子头部再向前倾或者左右歪斜时书就会掉下来，可以时时提醒自己保持颈椎的正直状态。她回去试了以后发现效果十分明显，不但颈椎病不再犯了，连气质都发生了变化，整个人变得神采奕奕。

脊柱养护·颈椎篇

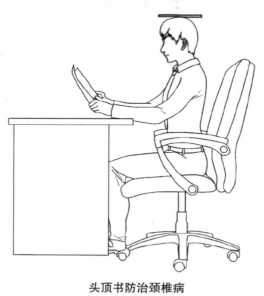

头顶书防治颈椎病

其实我在多年研究少林功夫与健康之间关系时，就逐渐发现少林功夫的很多要诀都来自于日常生活，甚至感悟到很多人在生活中都不知不觉地实践功夫当中的头顶若悬。

比如在非洲，无论男女老幼，都是头顶功的杂技大家。上学路上，孩子头顶书包。工地里，建筑工人头顶水泥桶。妇女们无论街市购物还是田间劳作，靠的都是头顶功，体积小的直接放在头上，体积大的就在头上加块布，百八十斤不在话下。为人母者，头上顶着重物，背上还背着待哺的婴儿。在熙熙攘攘的闹市，很多人头顶半边盘子的东西，也不摇不晃，更不需手扶。甚至街边叫卖鸡蛋的非洲妇女都是将鸡蛋顶在头上，担心鸡蛋会掉下来摔碎是多余的。

日复一日的头顶功，使他们的颈背肌肉结实有力，我们常见的颈椎病几乎跟非洲人不沾边。所以要想防治颈椎病多跟他们学学吧。

面壁思过也治颈椎病

　　佛教禅宗初祖达摩修行的法门是禅定，其基本的姿势是坐在那里达到四大皆空。传说达摩在达摩洞中修行九年，身影都印在石壁上，因此这种修行方式也叫壁观。后来该词语发生了有意思的改变，成为面壁，再后来变成了成语面壁思过。

　　在少林寺的功法中有一个比较特殊的功法叫作面壁蹲墙功，这个功法在其他武术门派当中也非常常见，逐渐成为改善身体状况、提高功力的基础功法。在做脊柱康复运动训练时，我有意识把这种功法在临床中实践，常常让患者直接在诊室锻炼，等到额头出汗的时候再让

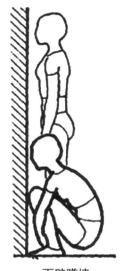

面壁蹲墙

其回家。实践得越多，我发现这种方法对于脊柱的养护效果太好了。所以今天来讲解一下，欢迎大家自行练习，将自己的脊柱锻炼的强健起来。

　　蹲墙由于面向和背向的不同而分为正蹲墙和反蹲墙两种方式。我们今天主要讲解正蹲墙。本功法具有简单、有效、速成、安全、易于操作、省时省力、不占空间、随时随地均可练习等特点。因此，它特别适合于快节奏的现代人。

　　本功法锻炼的时候可以找一面光滑笔直的墙壁，面对墙壁，两脚并拢（初练时可两脚分开，平行站立与肩等宽），脚尖与墙根接触，周身中正，两手自然下垂，然后下蹲。蹲时两肩前扣，含胸，鼻尖触

墙，头不可后仰，腰向后突，不得前塌，蹲到大腿呈水平状态时，可以停留一会再往下蹲，蹲到极限再慢慢上升站起，起时鼻尖也要触墙，故此法又称面壁蹲墙法。一下一上为一次，每次做10～30次，每天做1～2次。刚吃完饭最好不要练蹲墙功，练功后1小时内禁止洗冷水澡，出汗后尽量避风。

面壁下蹲的时候要细心体会骨盆下降过程中将脊柱缓慢拉长的感觉。上起时候要由百会穴上领，把整个脊柱由上到下，由颈椎到胸椎到腰椎至骨盆，最后到两条腿缓慢地向上拽起来，细心体会脊柱缓慢回缩的过程。一上一下体会脊柱的一伸一缩，一张一弛。

面壁蹲墙功能够对脊柱错位与偏斜进行自我修正。因此，蹲墙功对颈椎病、腰椎间盘突出与骨质增生、弯腰驼背等脊柱系统的错位及偏斜，具有相当好的治疗与预防作用。为什么会有如此的效果呢？

根据实验，如果一个人在正常站立状态下脊柱长度为50厘米，他正常蹲下时的脊柱也只是被拉长3厘米左右（合每个椎间大约被拉长0.1厘米）。而在蹲墙状态下，由于鼻子要对着墙，所以脊柱在保持平衡的状态下，反向牵拉，脊柱就被主动拉长。通过蹲墙功的这种一张一弛，一伸一缩，脊柱中错位与偏斜的椎体被自然回复到原位。而蹲墙功起落的同时，也锻炼了相应的颈部、肩部、背部、腰部肌肉与韧带，由于这些软组织坚强的维系作用，复位的椎体很难再脱出，从而使根治脊柱椎体偏斜成为可能。

如前所述，现代脊柱医学认为，"脊柱不正乃万病之源"，不同部位的椎体出现问题能够引起上百种不同的内脏病症，而通过蹲墙功对椎体偏斜的修正作用，由脊柱偏斜直接或间接引起的上述病症也就被釜底抽薪而很快得以根治。因此，有各种内脏疾病者不妨一试蹲墙功，相信很多朋友会从中收获惊喜。

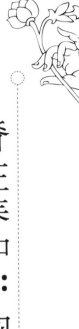

脊柱养护：胸椎篇

驼背不可怕，跟我矫正它

驼背之名自古有之，本意是骆驼的脊背，比如唐代诗人杜甫《送蔡希曾都尉还陇右因寄高三十五书记》诗云："马头金匼匝，驼背锦模糊。"但另一种驼背就跟我们有莫大的关系了，这种驼背指人的脊柱向后拱起。

人有没有气质跟体形、身姿都有莫大的关系，如果一个人是弯腰驼背的状态，怎么看都不会有气质。

驼背在医学上被称之为脊柱后凸畸形，是一种较为常见的脊柱变形，是胸椎后突所引起的形态改变。主要是由于背部肌肉薄弱、松弛无力所致。产生驼背的原因有很多，有良性和恶性之分。一般情况下我们所看到的都不是恶性的驼背，最常见的是良性驼背，又叫姿势性驼背（良性后凸），良性驼背多由重力压迫和不良习惯所致，如搬运工搬扛重物，个子高学生习惯性弯腰驼背等。

轻微驼背很容易被忽视，直到发生了脊柱弯曲、背部不对称地隆起成"剃刀背"的时候才被发现。这时孩子的体形通常受到了明显的影响，身材比同龄孩子矮小，自信心常受挫，不利于心理健康。还有很多人认为骨骼问题不会累及五脏六腑，其实不然。因为驼背是脊柱侧弯的一种，发生在胸腰段居多，弯曲严重者会导致胸廓旋转畸形和胸廓容积下降，影响心肺发育而出现活动耐力下降、心慌气促等症状。驼背的孩子，健康水平会大大受损，长此以往，甚至会有发生瘫痪的危险。

那么，我们该怎样防治它呢？

防止和改善驼背的锻炼方法

1. 引体向上

这是首先要练习的，双手可以采用正握和反握两种方法，等熟练以后可以采用宽中窄三种握法，可以对上背部肌肉群进行有效锻炼，防止因为后背部肌肉软弱无力而导致驼背。

2. 俯卧挺身

这个动作是对脊柱纵方向肌群竖直肌的锻炼，竖直肌的强健能够有效稳定整个脊柱。

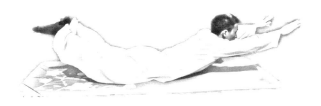

俯卧挺身

这个动作的秘诀是想象你的上半身往后卷，让你的脊椎往后弯，下腹部是没有离开地面的。最常见到的错误就是上半身直挺挺连着整个下腹部抬离地面，这会让你把力分散到屁股与大腿后侧，失去原本做这个动作的意义。

一开始练习的时候可以请人帮你压住双脚脚踝，双手前伸、平放在身体两侧或是放在耳朵旁边（放着就好，请不要用力扳着你的头，不然脖子会承受很大压力）。

 增加胸椎的灵活性是防止驼背的不二法门

胸椎问题也是造成驼背很重要的因素。胸椎缺乏灵活性很容易影响到肩膀、颈部、下背及髋关节，但经常容易被忽略。不幸的是，我们日常习惯和姿势（比如久坐、用电脑、玩牌、玩手机等）很容易造成胸椎活动度欠佳。没有良好的胸椎活动度，腰椎就不得不干胸椎的活儿，导致腰椎受伤。所以改善胸椎的灵活性对于改善驼背尤为重要。

胸椎灵活性不够的原因有哪些呢？

（1）胸椎和脊柱周边的肌肉和筋膜的限制，背阔肌、竖脊肌、多裂肌、深层脊椎旋转肌、腰方肌等任何肌肉的紧绷或筋膜限制都会减少胸椎的活动度。

（2）体态不好，胸椎屈曲过多，"C"姿态的人群，胸椎灵活度也会大打折扣。

（3）关节退行性病变，小关节脱臼或胸腔限制等，都是造成胸椎活动度下降的原因。

那么日常我们怎么锻炼胸椎灵活性呢？

1. 胸椎的伸展动作

猫狗式：趴在床上，撑开双手，合拢双腿，撅起臀部，像猫拱起脊梁那样用力拱腰，再放下高翘的臀部，反复做十几次，见猫狗式1；或跪趴在床上，双肩上耸，拱背缩腹，使脊柱上拱，然后双肩放松，腰背下沉使脊柱凹下，做猫伸懒腰状，见猫狗式2。动作越大越好，尽可能拉到极限，这样可促进全身气血流畅，防治腰酸背痛等疾病。

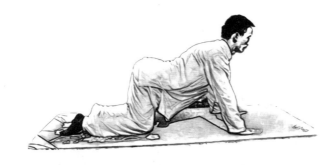

猫狗式1

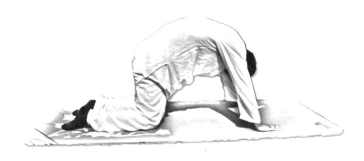

猫狗式2

坐姿胸椎伸展：坐于有靠背的椅子上，固定腰椎及以下部位，使胸椎以上向后伸展。

2. 胸椎的旋转动作

跪姿躯干旋转训练：双膝和单手支撑于地面并固定，另一手放到头侧，躯干向手抬起侧方向旋转到最大角度。

坐姿躯干旋转训练：坐姿并直立躯干，双手交叉头后，胸椎主导躯干向一侧旋转。

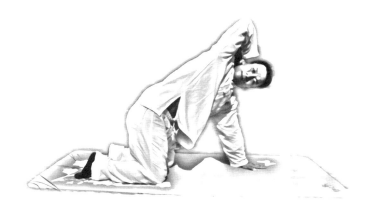

跪姿躯干旋转训练

驼背不可怕，跟我矫正它

81

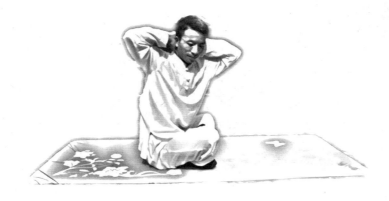

坐姿躯干旋转训练

3. 胸椎的泡沫轴放松

用泡沫轴（也可以使用硬枕代替）简单地滚动背部，放松胸椎的软组织，减少潜在肌肉痉挛或僵紧所造成的活动度受限问题。本方法的关键是花几分钟的时间在感到最僵紧的区域进行来回滚动，改善效果最为明显。

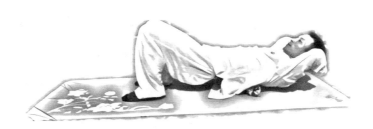

泡沫轴放松胸椎

总之，以上练习方法对于改善胸椎灵活度效果明显，坚持练习一段时间，你会发现驼背含胸的现象消失了。

保护好胸椎，
就是养护我们的发动机——心脏

　　我们先来讲一个患者的故事，这是我的一个老师讲给我的。

　　我的老师是学骨科出身的，刚参加工作的时候，被分配到急诊科，大半夜的守在那里无聊的要命，就漫无目的地翻看以前的病历。正在这个时候外边突然吵吵嚷嚷，一群人架着一个年轻人来到急诊科，一问才知道是一起打架事件，这个年轻人跟别人发生矛盾，被别人拿饭店的凳子腿在头上给开了瓢。因为在急诊科头破血流见的多了，所以老师就按照常规进行处理，心情倒也没有多大影响。但是后来发生的事情使我这个老师在医学的道路上得到了极大的启发。

　　老师后来转科到心血管科，居然又看到了这个患者，他说自己自那次受伤以后左胸部间歇性疼痛已经持续1年了，伴左上肢无力，多在焦虑、生气后出现，能自行缓解。3天前，再次出现左胸部疼痛，不能缓解，伴左上肢无力，偶有枕部疼痛，无头晕，无恶心、呕吐，无耳鸣，无肩部、背部放射痛，无腹痛、腹泻及其他不适。曾在其他医院就诊，均按心脏病检查、治疗，做心电图等检查也未见异常。曾予药物治疗，具体不详，均未见好转。

　　这时候我的老师忽然灵光一现，一年前他曾经头部受过外来打击，会不会脊柱受到损伤了呀。这是让我最佩服的，那个时候，国外脊骨神经学的理论还没有传到国内来，很少有医生会把心脏疾病往脊柱上去想。

　　老师想到这里就去给病人做个检查，颈椎活动可，枕部压痛，颈2棘突右偏，颈6棘突左侧压痛，胸3、胸4棘突左侧压痛，左肩井穴压痛，左肩胛背三肌压痛。左手握力可。颈椎CR片示：颈椎骨质未见异常。

诊断：①颈2、颈6错位；②胸3、胸4错位。

治疗：①手法正骨复位。②按摩治疗。

经过第一次治疗，患者胸痛消失，左手无力消失。二诊患者诉无明显不适，患者满意，仅用按摩手法巩固治疗。三诊患者无不适，再次行手法按摩治疗1次。此后建议患者注意休息，不用治疗了。患者母亲不同意，要求继续为其治疗，后又治疗2次。随访50天，未复发。

那么，为什么脊柱的问题会影响到心脏呢？原来支配心脏的自主神经是由位于胸椎的脊髓发出的。如果我们平时学习工作时姿势不正确、脊柱劳损老化退变，或者受到外伤等，就会造成脊柱不同程度的胸椎紊乱，发生骨质增生、椎间盘退变，再加上交感神经周围的软组织损伤产生无菌性炎症，或水肿、痉挛等，压迫和刺激胸部交感神经节，便会造成心脏出现相应的疾病症状。

无独有偶，下面我们再从一个典型的病例说说心脏和胸椎之间的关系。

王女士是一名财务人员，毕业于名牌大学，就业于国际知名公司，可以说是顺风顺水，所以整个人看起来是志得意满，天天乐呵呵的，似乎从来没有什么烦心事。可是这一阶段她自己觉得肯定是有病了，胸口经常发闷，心里非常烦躁，做事情的时候常会无缘无故地生气，家人和同事都觉得怪怪的，甚至有人开玩笑说这是更年期提前来了。笑话归笑话，有一天王女士还真的是出事了。这天临近下班时，王女士突然觉得胸口一阵刺痛，感觉很憋闷。同事们赶忙把她送到医院，诊断为冠心病，医院按常规给她治疗。出院后王女士一直坚持服用药物，但还是没有控制好病情。

一次她陪爱人到骨科去看腰痛，因为她颈部也经常酸累，就顺便挂了个号，照了颈椎和胸椎的X线片，当班的医生一看就说她患的是胸椎综合征，还说她的心脏病反复发作与颈胸椎有很大的关系。

后来她接受了治疗，整复了有病损移位的颈椎与胸椎。说来也怪，经过几次治疗后，不单颈椎病有明显改善，就连胸口闷痛、心悸等症状也很少发作，现在已基本上不再使用心血管的药了。

这件事给了我们一个启示：很多患者的心脏病，病根可能在后背的脊柱。这种心脏病就是假性"心脏病"，也叫颈胸性冠心病，其发作时类似于严重心脏病症状：心慌、胸闷、呼吸困难、全身无力，心率过缓或过速，胸膈痛，深呼吸时前胸后背都痛。大部分患者心电图正常，体格检查多为胸椎第3节至第8节压痛严重，说明患病的原因是颈椎、胸椎的异常影响了神经的传导，最终引起心脏不适。明白了症结，只要对后背的脊柱进行整复，就能为心脏疾病的康复带来很大的帮助。

这里推荐给大家做一下易筋经的韦陀献杵式，可以舒展胸背筋

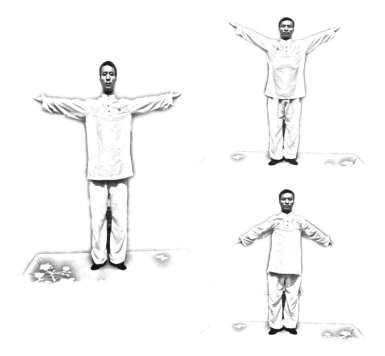

韦陀献杵及延伸变式

骨，解除疲劳和紧张，增加胸背部的肌肉力量，为胸腔创造一个稳固的外壁。同时，还可以减少或纠正胸椎小关节的紊乱，进而减轻对椎旁神经血管的损伤。下面让我们一起来练习吧。

1. 易筋经韦陀献杵式

两足分开，与肩同宽，脚尖点地，两膝微松；两手自胸前徐徐外展，至两侧平举；立掌，掌心向外；吸气时胸部扩张，臂向后挺；呼气时，指尖内翘，掌向外撑。反复进行8～20次。

口诀：足指挂地，两手平开，心平气静，目瞪口呆。

2. 延伸变式

双掌在向身体两侧伸展的基础上，两手臂保持平直状态向后反折，保持一息后，向上保持约150°的夹角，然后再向下保持约90°的夹角，然后在3个区域内进行不断地变换，做10次左右。上面连续动作可以反复5～8次。

后背痛不用怕，易筋经帮助它

我有一个很要好的朋友，原来在基层做妇科医生，因为不愿意值夜班，所以趁着还年轻就又考了一个影像学的研究生，后来分到医院里面做B超医生。让她没有想到的是，这个医院效益好的不得了，一天下来光是操作仪器就累得要吐血，最要命的是后背肩胛骨和脊柱之间有一个部位痛得很难受。中药、膏药、中频照射等用了个遍，不见好转。

那么这是什么奇怪的疾病呢？其实是临床上很常见的上菱形肌肌筋膜炎，多见于天天坐在办公室里，长期固定姿势与不当姿势重复使用造成的累积性伤痛，是所有头颈部肌源性疼痛中最常见的一种。

菱形肌是相当大的一块肌肉，伸展于自后脑勺经背部至上腰部的区域，位于斜方肌深面，起始于第6颈椎棘突至第4胸椎棘突，抵止于肩胛骨的脊柱缘。该肌受肩胛背神经支配，收缩时牵拉肩胛骨向脊柱靠拢。如果以锁骨、肩胛骨为固定处，这条肌肉可控制头颈部的转动及伸屈，帮助维持颈部的姿势，所以办公室工作族群长期习惯于颈部前伸的工作姿势，正是过度操劳这条肌肉的元凶。相对的，如果以枕骨、颈椎为固定处，这条肌肉可提拉锁骨、肩胛骨，帮助负荷上臂重量，因此同样容易因上臂在无依托状态下长期工作（如长时间的伏案工作、键盘操作、开车等）或提拉重物而引发这条肌肉的肌筋膜炎。

菱形肌疼痛主要分布在两个区域：如果是颈部工作姿势不良，主要疼痛点是在从耳后至后脑勺的区域，往下沿着颈椎两侧延伸，病患常受苦于间歇性或是突发的颈部僵硬、后脑勺及颈根部疼痛、头部转动困难，严重时会有晕眩感，疼痛甚至会放射至一侧或两侧太阳穴附

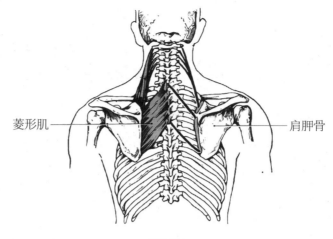

菱形肌 ——————————— 肩胛骨

菱形肌

近，致使患者误以为是患偏头痛。如果是因为上肢过度悬吊（不论是姿态性或荷重过度），主要疼痛点常是在肩膀外上端，介于肩峰与锁骨之间的区域，病患者常受苦于阵发性的肩膀酸痛、僵硬，睡眠时亦常感翻身不易，严重影响生活、睡眠及工作。因常在清晨睡醒时产生，患者常以为是睡姿不良或枕头支撑不足造成的，其实此病原因就在于平时的肌肉伤害，因此不论预防或治疗都应从平日做起。

如上所述，这种病发作的原因首先是不良的身体坐姿。

其次，个体生理机能退化也是引发腰酸背疼的一大"杀手"。随着年龄增加，肌肉韧带纤维化、钙化引发了骨质增生，相伴而生的病兆还有退化性关节炎、僵直性关节炎、脊髓管道狭窄、脊椎滑脱、脊柱侧弯等。这类情况多出现在中老年人身上。

再者，寒湿也是隐形杀手之一，比如空调环境。办公室、飞机、出租车都是长年使用空调、冷气的封闭空间，极容易成为寒湿病滋生的温床。那么，我们该怎么办呢？

下面介绍几种简单的少林易筋治疗法。

拉筋法

（1）交叉双手，将其抬起使其与肩齐平，将手掌面向自己。弯曲膝部，轻轻内收尾椎。深呼吸，在呼气的时候将双手外撑，低头含胸，将肩胛骨拉开，重复10次。主要用于菱形肌的拉伸。

（2）将双手交叉在一起，背在身后，向前弯曲身体。保持这个姿势，呼吸5次。

（3）将双手交叉在一起，背在身后，向前挺胸。保持这个姿势，呼吸5次。

（4）一只手伸直，另一只手扳住其肘关节，向屈曲手方向牵拉，可以明显感觉到菱形肌受拉，左右换手。

最后，再告诉大家一个日常家务中就可以做的解决方法，就是跪

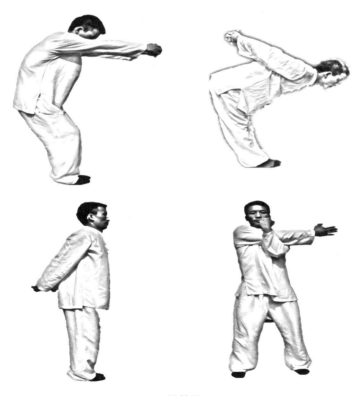

拉筋法

后背痛不用怕，易筋经帮助它

着擦地板，以头上出微汗为宜，双腿跪着，双手按压地面，手掌平行向前推，以能维持平衡的距离为宜，定住动作30秒。

理筋法

（1）滑按推理舒筋法：患者取俯卧位。术者立于健侧，用双手顺菱形肌纤维方向（由内上向外下方）滑动按压数遍；而后，双拇指施推理手法数次，以舒顺该筋肉组织。

（2）按摩腧穴痛点法：患者取坐位。术者立于后方，用一手固定肩部，另手拇指揉压风门、肩中俞、天宗及局部痛点各1分钟左右，指压缺盆穴0.5分钟，以达到通络止痛之目的。

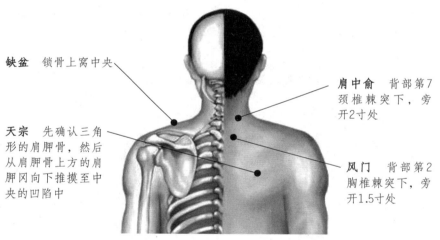

缺盆 锁骨上窝中央

天宗 先确认三角形的肩胛骨，然后从肩胛骨上方的肩胛冈向下推摸至中央的凹陷中

肩中俞 背部第7颈椎棘突下，旁开2寸处

风门 背部第2胸椎棘突下，旁开1.5寸处

（3）抚摩按揉背部法：患者取俯卧位。术者立于健侧，用双手大、小鱼际部抚摩伤侧脊柱与肩胛间区数分钟；而后，用双手拇指按揉菱形肌损伤处2分钟左右，以达到散瘀通络之目的。

（4）按压痛点顿拉法：患者健侧取卧位。术者立其后方，双拇指呈"八"字形按压损伤之痛点；助手立于床头，双手托握伤肢腕部，先活动肩关节数次，然后趁其不备，迅速向患者伤侧太阳穴方向顿拉1次。

注意事项：注意局部保暖，减少肩胛骨外旋活动。

没事爬一爬，脊柱疾患不见了

不知道大家有没有听过这个新闻，说是著名演员濮存昕通过爬行来治疗脊柱病，不知道濮老师是自创的还是有高人指点，不过这个方法确实很符合科学道理，既简单又有效。

濮存昕年过五旬，但相貌和身材都保持着非常年轻的状态。谈到自己的保养秘籍，濮存昕说："就是多运动！"由于常年外出拍戏和演出，爱好游泳的他更多的时候只能待在房间里。不过，濮存昕在房间里也能找到锻炼的方法，那就是每天在地上爬，"像狗一样爬，膝盖不能着地，靠双手双脚爬行。上下午各爬100步，随时随地都可以练习。"濮存昕表示，这项锻炼他已经坚持多年，对颈椎有很好的保护效果，以前他经常偏头痛，现在头也不痛了，同时还帮助消化和睡眠。如果睡不着，就起来爬一圈再上床。

研究表明，爬行类动物脊柱的退行性改变远比人类慢得多，而人类则为脊柱的退变付出了极大的代价。我们知道，人体骨骼的发育一般在18～20岁时就已停止，继而人类就将面临身体机能退行性改变的漫长岁月。脊柱的退变从中年开始愈加明显，肌肉、肌腱、韧带退变导致骨质增生，而骨质增生又进一步弱化软组织功能，导致颈、肩、背、腰、臀部筋膜炎，脊柱增生性关节炎，慢性腰肌劳损，颈椎病，腰椎间盘突出症等一系列疾患。

那么，我们该如何防治这类病症呢？

人类与动物最大的区别，就在于从四肢爬行逐渐演变成直立行走。正是由于两条腿的直立行走，缩小了肌肉、关节的活动幅度，心肺功能亦相应减弱，因此人类除大脑外的机体功能均相对降低，特别是脊椎体的功能更是受到严峻的挑战。人体直立后，原先由四肢分担的躯干的重量全部落到两下肢上，使得人类的脊椎体根据负重的大小重新组合：原先用来维持平衡功能的尾巴退变为尾椎，负担最大的骶椎融合成一个整体；接下来是粗壮的腰椎；保护内脏重要器官，相对固定的胸椎；弱小但相对灵巧的颈椎。而脊柱功能则主要依靠脊柱周围的肌肉、肌腱、韧带维系。特别是维持人体直立的重要肌肉——竖脊肌，整天处于相对紧张状态，日久难免出现功能的弱化。那么，怎样才能保护并维持脊柱的功能呢？有关专家经过大量的调查研究发现，爬行这一返祖行为对脊柱的保护最为有效。因此，各种各样的爬行运动形式成为脊柱病的一种新型康复疗法。

普通爬行法：选择空旷的场地，先做一做准备活动，然后根据自己的身体状况，爬行一段时间。刚开始时运动量不宜过大，一般不超过半小时，可一次性完成，也可分几次完成。

擦地爬行法：用抹布擦地，不仅美化居室环境，而且由于脊柱负担的减轻，还能起到保护脊椎的作用。同时四肢着地，呼吸功能也由胸式呼吸改为腹式呼吸，大大增加了氧气的摄入量，使机体其他器官的功能也得到加强。

爬行加蛙跳：就是模仿青蛙的跳动。由于本方法运动量较大，刚开始跳动的幅度应小一点，随着机体功能的改善可逐步增加跳动的幅度与距离。一般选择20米长的距离，在爬行过程中加上蛙跳运动，边爬边跳。一个来回算1遍，3～5遍为1组，每次5～10组。

爬行疗法不受场地限制，简便而经济实用，不仅可以作为延缓脊柱退行性改变的手段之一，而且可改善心、脑、肺等脏腑器官的功能，坚持日日练，益寿又延年。

为了脊柱健康，大家每天都爬一爬吧。

学会靠山功，脊柱很轻松

在少林功夫七十二艺中有一种特殊的功法叫靠山背，又被称为靠山功，就是用后背撞墙，功夫深的可以让平房的山墙隆隆作响，因此得名。如今，这个功夫已经变成了治疗脊椎疾病的小妙招。

不信？我们来看看中央电视台播放的撞墙改善身体的故事。

连大爷自小面黄肌瘦，是远近有名的"药罐子"。他自己承认说："感冒就像是吃家常便饭，白头发也很多。"1995年，一个偶然的机会，老连看到"撞墙"健身的报道，眼前一亮。老连说："报纸上只是这么一说，没有介绍具体的方法，我只能摸着石头过河。第一次，我用后背在墙上轻轻撞了十几下，感觉一般，不是很理想。我自己暗下决心，一定要坚持下去。"老连的妻子说："老伴撞墙几个月下来，我慢慢发现，他身体一点点好起来，脸色慢慢白起来，以前是黑黑的。"通过对力度大小、离墙的距离、双脚的站法等慢慢摸索调整，并经过多次尝试，老连终于找到了合适的方法。

老人说，"撞墙"四五年后，整个人精气神十足，再也跟"黄酸人"沾不到边了。"如今我的身体棒棒的，体重一直保持在65千克左右，几年来基本上没什么感冒，都是撞墙的效果。现在，我每天都要撞五百零九下，'九九重阳节'也有九，就想图个吉利、健康长寿的意思。"因为老连的"撞墙"健身法取得的良好效果，中央电视台"国际频道"《中华医药》栏目特意邀请他去美美地秀了一回"撞墙"神功，并得到专家的肯定。老连说："有位退休的老医生看到节目后立即找到我，也学起撞墙来，并说一定要来我家现场感受一下。"其实不但是老连，据说台湾首富王永庆就是每日坚持练习撞墙功而活至92岁。

那么，为什么撞墙功有效呢？

 撞墙功的原理

（1）打通督脉及脊柱两边膀胱经。督脉本身就可以调整很多疾患，而膀胱经上有所有的背俞穴，如心俞、肝俞、肾俞、脾俞等则与脏腑经气直接相通，这意味着内脏的病皆可治疗，只是程度不同而已。

（2）震动了胸腔、肺部、心脏，也震动了下部的肝脾肾等，与其相关的病也直接、间接都治了。

（3）震动了脊椎，令整条脊椎都处于震颤状，相当于正骨，调整了不正的关节、筋腱、肌纤维等等。

（4）脊椎通大脑、脑髓，打通所有与脑部相关的经络、神经、血管等，对大脑相关疾病极有帮助。

（5）撞墙的刹那要吐气，如同气球被突然一击，胸中之气突然向所有该出的地方挤出，有助打通不通的气脉，排除胸中浊气、心中块垒。

 撞墙功锻炼方法

我们平时也会经常看到有人去撞树或者撞墙，但是有的人撞很长时间身体都不见有什么大的反应，这很有可能是锻炼方法的问题。下面我就讲一下正确的撞击方法。

具体做法：背墙（最好是承重墙）而立，双脚打开一肩宽，脚与墙的距离以自己的鞋为单位计算，一般为1～1.5只鞋的长度。人站直后，深呼吸然后往墙上后倒，触墙刹那让吸入的气被墙撞击而挤出，并发出轻微自然的声音。每次撞200下，每次10分钟左右。撞墙时尽量让整个后背平整的撞向墙壁，同时发出一个夯实的声音。

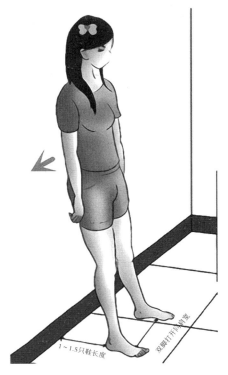

1～1.5只鞋长度　双腿打开与肩宽

撞墙功

　　碰撞的顺序依次是背的上部、腰、背的下部、左右肩胛和左右侧背，争取整个背部全部撞到。撞击时，动作要有力但不可过猛，保持协调均匀。撞击上背可以刺激到主治肺部疾病的肺俞穴，主治心脏疾病的心俞穴，能宽胸理气的督俞穴以及理血、宽中、和胃的膈俞穴等；撞击腰和下背可以刺激主治肝脏疾病的肝俞穴，主治胆囊疾病的胆俞穴，还有健脾、和胃、化湿的脾俞穴等；撞击左右肩胛上的穴位，对治疗头面部疾病、颈椎病、肩周炎有特效；撞击背的侧部，能够宽胸理气，治疗肋间疼痛。此外，尽量挺胸撞击颈肩部的大椎、风门等穴位，可以治疗颈椎病以及颈肩综合征。

　　背部撞墙法虽然很简单，但在锻炼的过程中也要注意循序渐进，一开始最好只做5～10分钟，再渐渐延长到30分钟左右。一般撞击几

学会靠山功，脊柱很轻松

95

分钟后，就会有打嗝、放屁等情况出现，这是体内脏腑变得顺畅、通气的结果。撞击到背部明显发热时，各个穴位及其所属的脏腑就都得到了有效的保养，从而极大地激发出身体防治疾病的潜能。因此，背部撞墙法特有的顺气通络的功效，不是简单地做按摩推拿能与之相比的。

撞击背部时，还有少数人会有头晕、头胀、头痛等不适感觉，这是人体经络调整的正常现象，不要担心，只要酌情控制撞击的时间及力度，这些症状就会渐渐消失。

实践证明，只要坚持按照这种方法锻炼，都可以收到特别明显的效果。有的人的颈椎病、腰痛明显好转了；有的人治好了多年的慢性咳嗽；一些长期吸烟的人，通过对背部及肩胛下的肺底部的撞击，排出了很多积痰；如果患上感冒，撞击背部后会觉得症状有明显减轻。此外，此方法还有降血压、治便秘、治哮喘、治失眠等许多意想不到的功效，甚至还能矫正驼背。

练习撞墙功注意事项

（1）初撞者一般都会发出两个声音，比如很多人刚开始都是上肩先碰到墙壁，然后屁股再碰到墙壁，这就会产生两个声音，这是不对的。但没有关系，慢慢地调整撞墙的位置和姿势，随着次数的增多，自然会慢慢地平整撞向墙壁，只发出一个夯实的声音。

（2）如果撞向墙壁发现身体的脏器不舒服，或者很痛，可以适当调整一下身体的方向、力度或者角度，以身体不难受为准。

（3）初撞者一般撞完后都会头昏脑涨，或者出现手麻、脚麻、小腹紧收、胸口郁闷、打嗝、放屁等状况，这多数都是气冲病灶的反应，不应惊慌。随着次数的增多，就会越来越感觉神清气爽，精神愉悦，精力充沛。

你的失眠也可能跟脊柱有莫大的关系

马先生这些天非常痛苦，肩胛骨内侧不知道什么原因，非常酸痛，到小区里面的按摩诊所按摩或者热敷后会好些，但没有痊愈。没有办法，他又到中医院进行针灸治疗，治疗后两三天会觉得比较舒服，但是很快就又不行了，不仅这样，晚上还一直失眠，颠三倒四地做一些奇怪的梦，搞得他白天上班都昏昏沉沉的，提不起精神。

我在他背部脊柱上进行触诊，发现胸5椎体偏歪了，判断是胸椎小关节紊乱了，于是给他做了一个胸椎的复位手法，同时对周围痉挛的肌肉进行松解。第二天患者就打电话报告好消息，说是当天晚上胸椎就不痛了，晚上睡得特别好，一夜无梦，超级舒爽。这位患者就是一个特别典型的胸椎错位影响到睡眠的病例。

那么胸椎怎么跟睡眠牵涉到一起了呢？其实身体的供血与心脏关系特别密切，心脏功能弱，不能很好地供给人体全身的供血，自然位于人体最高处的头脑供血也会被影响。研究表明，驼背含胸者，由于心脏被胸椎压迫，所以一般而言心脏功能都比较弱，这可以从其体型偏瘦，消化不良上就可以判断。如果是正常人群，由于外伤或者姿势不正确，也会造成胸椎小关节紊乱，进而导致自主神经紊乱，从而影响到睡眠。

除了胸椎，其实在睡眠原因上，颈椎的问题也不可小视。人的觉醒−睡眠中枢在视丘下部，视丘后下部有促进觉醒系统的中枢，视丘前下部有抑制觉醒系统的中枢，由于两者的作用，形成了觉醒和睡眠的节律。若颈1～3椎体发生错位，当由直立或坐位改为卧姿时，上颈段受力点骤然改变，就会使颈上交感神经节受刺激而兴奋，引致失眠。由上段颈椎错位和周围软组织损伤所导致失眠的人有一个特点，即患者坐车或取坐位时有睡意或可入睡，平卧则难以入睡或是易醒梦多。

如果是颈椎问题所引起的失眠，建议先到医院找有经验的骨科医生检查一下，看颈椎是否有椎体错位的现象。解除椎体错位以后，再教大家一个颈椎的养护好办法：

找一个大的可乐或者雪碧饮料瓶，一定是里面有饮料的。每天晚上睡觉前仰卧位把它枕在脖子下，每次坚持20~40分钟，也可以用粗一点的卫生纸或者用布缝一个装上黄豆的枕头来垫。坚持一段时间，等到颈部肌肉得到充分舒缓，颈部的生理曲度得到改善，不但颈部疼痛会一扫而光，晚上失眠的症状也会大大缓解。

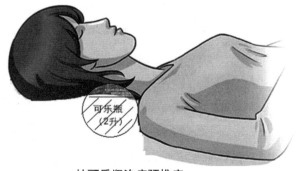

枕可乐瓶治疗颈椎病

还有一个可能很多医生都会忽略的原因是，腰椎问题也会影响到睡眠。腰椎当中有一部分神经是支配脾胃的，如果腰部扭伤或者是腰椎间盘问题，造成支配脾胃的神经受压，就会影响到脾胃的功能，形成脾胃不和的现象。中医讲：胃不和则卧不安，脾胃不和就会导致晚上失眠的发生。所以失眠之后也要认真对腰椎进行检查，防止出现遗漏病情现象。

脊柱养护：腰椎篇

慢性腰痛怎么办，保护好脊柱核心肌群

　　朋友的父亲年轻的时候是一名铁路上的搬运工，现在年龄大了，腰三天两头就要罢工一次。到医院进行一系列检查之后，医生说"骨头没大问题，回家调养吧"，这句话没错，但是患者真的是没有问题吗？看着他整天往腰上贴膏药，三天两头去医院理疗科做电疗，我忍不住跟他说，引起你腰痛的主要原因是肌肉的功能紊乱，必须在治疗的状态下配合相应的康复运动才能见效。

　　据权威卫生机构报道，人群中有6%～9%的人遭受着程度不等慢性腰背疼痛的折磨，如果除去小孩和青少年来说，这个数字可能超过30%！一直以来，普通的疼痛我们根本没有放在心上，当痛到不能忍受时才去注意，这时我们就可能把这腰痛与各种脊柱退变性疾病如颈椎病、腰椎间盘突出、腰椎管狭窄等联系起来，理解为腰椎日积月累的磨损，却从未深思过其中的原因。其实，肌肉的功能紊乱先于骨骼的磨损，是早期腰背疼痛的主要原因，但如果不积极治疗，最终会产生椎间盘和骨骼的病变。

　　大多数慢性腰痛患者去医院就医时，医生往往会觉得骨头没事就不算大事，其实这是专科医生经常犯的毛病，然而这些软组织惹的祸一样会让我们觉得很麻烦。原来，在我们的体内，围绕着我们脊柱（颈椎、腰椎）的肌肉进行了详细的分工。在我们背部，可以摸到的强健的大块肌肉，我们称为主动肌，当我们搬取重物时，主要是这些肌肉在发力。而在身体深层、我们触摸不到的地方，紧紧贴着椎骨有一些小型肌肉，称为稳定肌，这些肌肉并不强壮有力，但对椎骨起着很好的控制和保护的作用。主动肌再有力，也得靠骨骼的杠杆作用才能起作用。如同一个起重机，你马力再大，但吊杆的强度上不去，你这大马力只能加快起重机的崩溃。同样的道理，局部"稳定肌"萎缩、无力、控制失灵时，我们就会感到颈痛、腰痛了。

在脊柱退变性疾病的早期阶段，尤其是单纯的颈部疼痛、腰背疼痛出现时，采取科学的运动训练是最有效的，也是最安全的，而由于这种先进的理念尚未普及，患者往往会走入以下几个误区。

一是片面追求各种被动的治疗方法如药物、理疗、推拿按摩等，凡事等医生"照顾"。

二是但求一劳永逸，希望手术解决所有问题。殊不知，如果病痛是由肌肉病变引起，在骨头上动手术是解决不了所有问题的。

三是很多患者尤其是男性患者，对疼痛采取默默忍耐的方法，不主动寻求积极的治疗，殊不知，水滴石穿，由于肌肉不能很好地保护脊椎，可能导致脊柱迅速的病变，最终丧失保守治疗的机会，只能采用手术治疗一条路了。

四是由于不了解运动训练的原理，去健身房花大价格只是加强了竖脊肌这主动肌的训练，结果劳而无功。

今天我们就来谈一谈脊柱运动当中的主角——核心肌群。

什么是核心肌群

在肢体的活动中，我们看到的多是四肢的表现，如上肢的举重、投球或下肢的踢足球、蹬自行车等，但是，我们却常常忽略一群无名英雄，不太容易看到或感受到它们的活动，直到它们"倒下"为止。一旦这群无名英雄倒地不起，身体其他部位的功能将大打折扣，许多病痛也将接踵而来。它们是谁呢？就是我们的核心肌群——保护脊柱的主角。

什么是核心肌群呢？我们先要有个初步的概念：它们位于身体的中段。但到底它们是怎么发挥功能的呢？在这里，我们可以用一个简

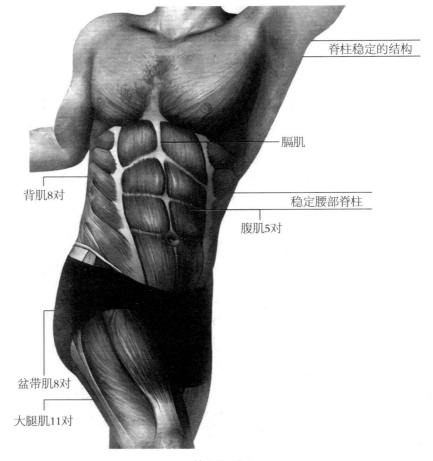

脊柱稳定的结构

膈肌

背肌8对

稳定腰部脊柱

腹肌5对

盆带肌8对

大腿肌11对

核心肌群

单的模型来形容。

　　首先我们看一下脊柱的构造，它是由一块块的脊椎堆叠起来，就好像小朋友游戏时搭的积木。不过，积木堆得愈高就愈不稳，只要重心稍一偏斜，积木很容易垮下来。即使每块积木（脊椎）之间以橡皮筋（韧带）绑起来，一旦整个积木（脊柱）偏了，固定用的橡皮筋也可能会因过大的拉扯而破损或断裂（韧带的扭伤）。

　　在积木（脊柱）前方有一个大空罐子（也就是我们的肚子），我们在这空罐子和积木之间粘贴几片强而有力的胶布（横向，相当于腹横肌），你就会发现这一长串连起来的积木就会直挺挺地站着，想要倒下去都有困难。而且即使您把罐子推倒，这横躺着的每块积木之间的相对位置也不会有太大的变化，除非绕在这个空罐子外面的胶布已经失去弹性（即腹横肌无力）。而这就是整个核心肌群的概念，空罐子的上下周围就是我们的核心肌群所在的位置，这里的胶布就是腹横肌，它是核心肌群的关键。

核心肌群是人体的天然铁衣

无论是行住坐卧、打球、劳动，只要这些核心肌群正常运作，就能让我们的脊椎维持在理想的相对位置上，椎间盘、韧带等周围的组织所承受的压力就会保持在一个安全的范围之内。国外一些学者就将核心肌群形容为人体的天然铁衣，真是传神！

那么，这件铁衣的组成是什么样子的呢？就好比我们要穿盔甲一般，它们也可以粗分为深、浅二层。硬壳的盔甲是用来抵挡刀剑，可是在穿它前，在柔软的身体和盔甲之间，就先要穿上一层衬垫，虽然是薄薄的一片，可是它发挥的功能可不小。

较深层的肌肉可说是最关键的，这里所提的深层肌肉主要就是指腹横肌和多裂肌。这些肌肉的特色是小、短、薄，它们直接连接到脊椎上，以个别或整体收缩的方式来维持脊椎的稳定度。我们会有腰背痛的问题，多数和这些深层的核心肌群的功能不足有很大的关系。

浅层核心肌群的功能主要是控制脊椎的动作，这些较浅层的肌肉比较大、比较长，虽不直接接到脊椎上，但当它们收缩时，身体（躯干）就会有前弯、后仰、左右扭转等的动作。这些肌肉有腹内外斜肌、腹直肌、腰方肌、背部伸肌群及臀肌等。

锻炼核心肌群的关键在于：要先唤醒前述的深层肌肉，只要做到这一步，腰背痛的阴影将会逐渐离您远去。

若核心肌群功能失衡，无力收缩小腹，就好比是粘住积木（腰椎）和空罐的胶布松掉了，在肚脐到腰椎之间就无法形成一股张力去顶住脊柱（尤其是腰椎部分）。如此，腰椎前突的倾向可能会增加，若再加上姿势不良（如驼背），或是髂腰肌的不当强化（如长期的仰卧起坐锻炼），其可能的结果就是骨盆的前倾。但是冰冻三尺非一日之寒，其间的变化有时是互为因果所形成的恶性循环，这个恶性循环的结果就表现为腰背痛。

 ### 如何锻炼核心肌群

下面我们说几种核心肌群的锻炼方法。

1. 平板支撑

著名地产商潘石屹和美国原驻华大使骆家辉有一位共同的健身教练，平板支撑就是他们经常共同训练的科目。潘石屹曾在个人微博上说："骆家辉今年64岁，与我是同一健身教练。我做1分钟平板支撑时，他能做51分钟，他有超人的毅力。现在我也能做到10分钟，腹肌开始显现了。"

平板支撑可以有效地锻炼腹横肌，被公认为训练核心肌群的极佳方法。它是一种静力肌肉训练，肌肉收缩而肌纤维不缩短，即可增加肌肉的张力而不改变肌肉的长度。当你看到这里时，尝试腹部发力，让腹部肌肉收紧——对，就是这个感觉。

在进行常规平板支撑训练时，俯卧，双肘弯曲支撑在地面上，

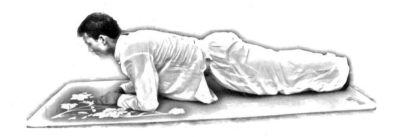

平板支撑

肩膀和肘关节垂直于地面，双脚踩地，身体离开地面，躯干伸直，头部、肩部、胯部和踝部保持在同一平面，腹肌收紧，盆底肌收紧，脊椎延长，眼睛看向地面，保持均匀呼吸。

平板支撑要点提示如下。

（1）一定要注意肘关节、肩关节与身体都要保持直角。

（2）在地板上进入俯卧姿势，用你的脚趾和你的前臂支撑你的体重。手臂成弯曲状，并置放在肩膀下。

（3）任何时候都保持身体挺直，并尽可能最长时间保持这个位置。若要增加难度，手臂或腿可以提高。

（4）肩膀在肘部上方，保持腹肌的持续收缩发力（控制住），保持臀部不高于肩部，脚之间与肩同宽。

（5）手部可以合十，在坚持75秒以上的时候适当抬高一下臀部（因为随着时间增加我们的臀部会下沉，所以需要保持臀部和腰板、腿保持直线）。

（6）颈部保持前倾，可以锻炼颈部。

训练平板支撑时，可视个人情况来增减难易程度。在常规的平板支撑训练运动的基础上，如果觉得有余力，可试着增加难度系数，可悬空提起一只脚，或悬空一只手；如果觉得身体吃不消，也可降低动作难度，屈膝双脚交叉上翘。对于初学者来说，最重要的一条原则就是循序渐进，切忌初次锻炼就强撑。

2. 侧板支撑

首先，右侧卧于地板上，单肘着地。左脚放在右脚上，然后身体上撑，身体与地板呈一个完美的三角形。左肩不要前后摆动。尽量长时间地保持姿势。然后换另一侧，重复动作。

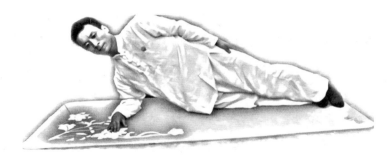

侧板支撑

3. 空中跳伞式

空中跳伞式俯卧动作的要求与上述动作基本相同。面朝地板，俯卧在地板之上，双臂放在身体两侧。然后慢慢抬起胸部，双掌离地，拇指朝内。

注意：臀部不要紧收。保持姿势30秒。

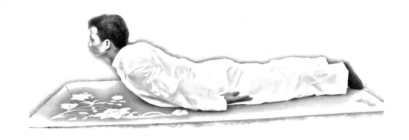

空中跳伞式

 缓解腰背痛的核心肌力训练

腰背伸展式运动是有效缓解腰脊痛的重要方式。腰背伸展时的椎间关节运动方向与日常生活中所做的腰前屈活动方向相反，可以避免腰前曲运动所造成的背伸肌及腰部韧带的牵张性劳损；腰背伸展运动以及腰背伸肌锻炼能保持挺腰的姿势，能够减轻椎间盘内的压力、减少椎间盘的进一步损伤；腰背运动能够改善腰背部的血液循环，使腰背部积累的炎性致痛物质较快地清除，从而有效缓解疼痛。

简单的运动方法如下。

1. 拱桥式运动

仰卧位，双膝屈曲，屈膝同时向上挺腰，臀部抬高离床，保持5～10厘米，还原。要求每次保持10秒，做10个。

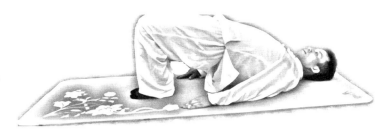

拱桥式

2. 飞燕点水运动

俯卧，双手置于背后，四肢及胸部同时上抬，离开床面，还原。要求保持10秒，做10个。

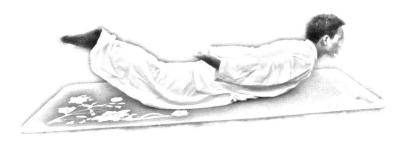

飞燕点水

3. 侧板支撑和平板支撑

动作同前。

4. 交叉支撑

这个动作，是用异侧的手脚作为支撑，从手肘和膝盖作为支撑的跪姿出发，伸出一侧手和另一侧的脚，保持水平。这个姿势要求身体水平，目视前方。要求坚持10秒，做10个。

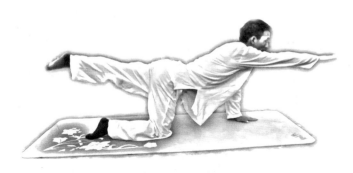

交叉支撑

腰闪了怎么办

急性腰扭伤俗称闪腰，是日常生活中经常出现的一种急性腰痛，疼痛学上称之为腰脊神经后支痛，还有人称为"非特异性腰痛""小关节综合征""腰肌劳损"等。常发生于搬抬重物、腰部肌肉强力收缩时，多因突然遭受间接外力所致。

腰扭伤多发生于老年人、劳动强度大的工人、农民、久坐的办公人员。有很多人觉得自己并没有做大的剧烈的动作，可怎么会患上急性腰扭伤呢。

其实本病主要有两种原因引起：

一种是腰扭伤。多因行走滑倒，跳跃、闪扭身躯、跑步而引起，多为肌肉韧带遭受牵扯所致，故损伤较轻，有的患者可听到清脆的响声。轻者尚能工作，但休息后或次日疼痛加重，甚至不能起床。

另一种是腰挫裂伤，是较为严重的损伤。如高攀、提拉、扛抬重物的过程中，用力过猛或姿势不正造成腰部的肌肉筋膜、韧带、椎间小关节与关节囊的损伤和撕裂。

腰部扭伤如果没有及时治疗或者治疗不彻底，遇冷就会复发，时间长就会造成劳损、突出、增生，造成严重的腰椎疾病，严重影响生活，一定要及时处理治疗。

 腰扭伤的症状特点

（1）一般有腰部扭伤史，多见于青壮年，老年人。

（2）腰部一侧或两侧剧烈疼痛，活动受限，不能翻身、坐立和行走。

（3）腰肌和臀肌痉挛，或可触及条索状硬物，损伤部位有明显压痛点。

（4）不能继续用力，疼痛为持续性，活动时加重，休息后也不能消除，咳嗽、大声说话、腹部用力等均可使疼痛增加。

 腰扭伤的治疗方法

休息是最基本且有效的治疗，可在木板床上加一个10厘米厚的棉垫，保持自由体位，以不痛或疼痛减轻为宜。卧床一般应坚持3~7天，保证损伤组织充分修复，以免遗留慢性腰痛。腰扭伤24小时后可行患部热敷，有条件者进行理疗。

1. 手法治疗

首先应舒筋活络，点按有关穴位，如肾俞、腰阳关、委中，手法以按、推、滚、揉为主，当肌肉松弛后，令患者侧卧，先摇动腰部，再侧搬按。

2. 拔罐治疗

在家里自己就可以操作。

取穴：主穴为阿是穴（即痛点）。配穴选委中、养老。

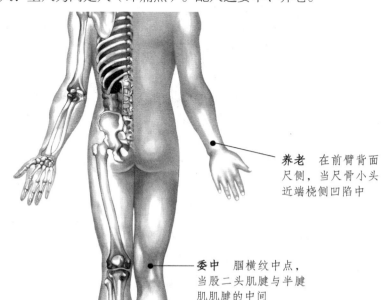

养老 在前臂背面尺侧，当尺骨小头近端桡侧凹陷中

委中 腘横纹中点，当股二头肌腱与半腱肌肌腱的中间

治法：阿是穴必取，施拔罐法。可分三法。

（1）针罐法：患者取坐位或俯卧位，在阿是穴直刺进针，得气后，再在其四周进针数枚，待得气后，将针缓缓拔出，仅留中心一针，采用架火法（即在针尾置一蘸有95％酒精的棉团点燃），或用真空拔罐器抽气吸拔。留罐15～20分钟。每天1次，4次为1个疗程。

（2）拔罐法：在阿是穴及其附近，以闪火法吸拔2～3个，留罐30分钟，直至局部出现瘀斑。取罐后，在该部位用手掌面按轻—重—轻手法按摩数分钟。每天或隔天1次，不计疗程。

（3）刺络拔罐法：医者首先在压痛最明显之阿是穴，用手掌按压推揉片刻，使其周围之络脉怒张。消毒后，用三棱针快速点刺3～5下，使之出血2～5毫升，然后以投火法将罐具吸附阿是穴上，留罐10～15分钟，直至局部出现红晕。起罐后以药艾条施温和灸5～7分钟。隔天1次，不计疗程。

配穴每次取1穴，养老穴提插捻转强刺激不留针；委中穴以三棱针点刺出血6～8滴，一般须配合拔罐法。

3. 其他疗法

如果郊野旅行，又逢腰部扭伤，临急找不到医生，应让病人绝对卧下休息。若旅行带有小型冰箱，可取出冰块，用布包着，敷于腰部患处，以减少扭伤引起的皮下出血，同时冰敷亦有止痛作用。

日常生活中，为预防扭伤复发，还应该注意以下几点。

掌握正确的劳动姿势，如扛抬重物时要尽量让胸、腰部挺直，髋膝部屈曲，起身应以下肢用力为主，站稳后再迈步。搬提重物时，应取半蹲位，使物体尽量贴近身体。

加强劳动保护，在做扛、抬、搬、提等重体力劳动时，应使用护腰带，以协助稳定腰部脊柱，增强腹压，增强肌肉工作效能。若在寒冷潮湿环境中工作后，应洗热水澡以祛除寒湿，消除疲劳。尽量避免弯腰性强迫姿势工作时间过长。

腰闪了怎么办

111

如何正确搬重物是个技术活

如果有人问"你会搬重物吗？"相信大多数人会觉得这是个很奇怪的问题，只要重量在可承受范围之内，哪怕是个小孩子都会搬。然而，搬重物并没有想象中那么简单，它可是一个"技术活"。

记得很多年前去美国，我们带了很多表演用的东西，比如那种木制的黑色的大箱子。当我们正在热火朝天地搬的时候，旁边的一位老外拦住我们，用手指一直摇晃着说，No，No，No。我们都觉得纳闷，这个老外为什么拦着我们？接着这个热心的老外走到我们箱子面前示范大箱子应该怎么搬，因为我是学医的，一下子就理解了老外知道我们那样搬东西会伤到腰部的。感动之余也深深感慨美国普通民众对于脊柱养护的普及性。

那么，今天我们就来聊一下搬重物应该怎么搬。

弯腰搬重物是个很有科学讲究的动作，如果使用蛮力拼劲去加力就很有可能变成危险的动作。

正确的搬重物的具体步骤。

（1）尽量让身体靠近重物，双脚分开与肩同宽，踏实。

（2）屈膝下蹲，保持脊柱正直，用双手同时提举重物。

（3）将重物慢慢搬起，脊柱仍要保持正直。

（4）搬起重物，保持身体正直，平行移动。

在做好以上几个步骤之外，还有几个需要特别注意的地方：在搬重物时要做好心理和姿势上的准备，对重物要有一个正确的估计（要搬运的重物超过人能承受的重量时，最容易受伤）；在搬起重物过程中，不要屏息，否则容易导致气机不畅，造成胸椎关节错位；在搬动瞬间不要用力过猛，脊柱在松弛状态，突然收紧发力会造成骨关节错位、腰椎间盘突出。另外，搬起东西后保持脊柱正直，步子不要太大，不宜一口气走太远。

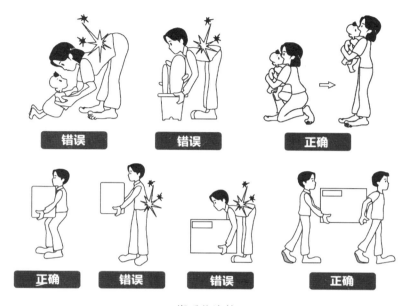

搬重物姿势

有些经常喜欢在健身房锻炼的青年朋友会很疑惑地问：我把腰背挺直，这个动作不就是健身房里面经常练得"直腿硬拉"吗？那样不就安全了吗？我干个活还能锻炼锻炼我的股后和腰背肌肉，多好啊！

这真是一个好问题！如果你能做出一个标准的直腿硬拉姿势，那你采用这种姿势搬重物也未尝不可，但我觉得，咱干个活就不要这么拼了……而且直腿硬拉这个动作在搬运重物上来说效率很低，干活要省力才好。训练是训练，干活就是干活。就像我们所说的干农活和锻炼身体是完全两个概念，指导的思想是不一样的。

人在不同姿势时，腰椎受到压力的变化是变化很大的，当人处于直立的时候，腰椎受到的压力为100%，当人弯腰时，这个压力则会增加到200%，当人坐着时，压力为150%，坐着并用电脑时压力为

如何正确搬重物是个技术活

113

250%，躺着时压力只有25%。

　　搬运重物时，当人承受同样重量，在弯腰的情况下腰椎受力的力臂更长，因此受到的压力也会更大（当然这里面我们也会意识到个子高的人可能更容易受伤害），因此提醒我们，搬运重物时千万不要弯腰，而应该采取更安全的发力方式。

　　弯腰搬重物最容易受到的伤害是腰椎间盘突出和慢性腰部疾病，腰椎间盘突出患者中，在询问病史的时候，很多人都会回忆到自己在年轻的时候强力去搬东西，听见腰里面响了一下，结果腰就不能动了，这些其实都为后来腰椎间盘突出埋下了伏笔。

　　腰椎受到压力越大，腰椎骨间的空隙受到挤压就越厉害，造成脊柱里的废物排泄不出去，同时又无法吸收外面的营养，长期如此就会出现"代谢中毒"，进而造成腰椎疾病。这也就是举重运动员选材时有一个要求就是个子不能太高的原因之一。而且如果注意举重时的姿势，会发现这些运动员的腰背部都是挺直的。俗话说常在河边走哪能不湿鞋，因为长期举重，大多数举重运动员多多少少会有些腰伤。所以我们在日常的生活中尽量还是少用这样的动作。

腰椎间盘突出症怎么办

　　腰椎间盘突出症是常见的疾患之一，主要是因为腰椎间盘各部分（髓核、纤维环及软骨板），尤其是髓核有不同程度的退行性改变后，在外力因素的作用下，椎间盘的纤维环破裂，髓核组织从破裂之处突出（或脱出）于后方或椎管内，导致相邻脊神经根遭受刺激或压迫，从而产生腰部疼痛，一侧下肢或双下肢麻木、疼痛等一系列临床症状。腰椎间盘突出症以腰椎4~5、腰椎5至骶椎1发病率最高，约占95%。

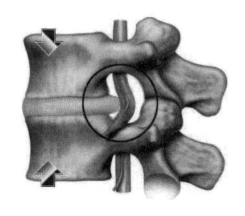

腰椎间盘突出压迫神经

 腰椎间盘突出不等于腰椎间盘突出症

　　腰椎间盘突出是指腰椎间盘发生退行性变，纤维环破裂，髓核突出这一系列变化，但是没有临床症状。如果突出的髓核压迫神经根、马尾神，或产生了炎性刺激，并表现出来一系列临床症状和体征，就称为腰椎间盘突出症，常常给患者的生活和工作带来痛苦，甚至造成残疾，丧失劳动能力。

下面我们讲一下本病的发病原因。

腰椎间盘的退行性改变是基本因素。髓核的退变主要表现为含水量的降低，并可因失水引起椎节失稳、松动等小范围的病理改变；纤维环的退变主要表现为坚韧程度的降低。在椎间盘退行性变的基础上，某种可诱发椎间隙压力突然升高的因素可致髓核突出。常见的诱发因素有增加腹压、腰姿不正、突然负重、妊娠、受寒或受潮等。

（1）职业因素：工作姿势不良，以劳动强度较大的人群多见。但目前来看脑力劳动者的发病率也并不低。不管哪种职业，从事长期久坐、活动方式太少、长期弯腰、长期负重等工作者都容易罹患腰椎间盘突出症。

（2）腰部外伤：长期反复的外力造成的轻微损害可能加重腰椎间盘退变的程度；另外当腰部处于屈曲位时，如突然加以旋转则易诱发髓核突出。急性外伤时可波及纤维环、软骨板等结构，也促使已退变的髓核突出。

（3）腹压增高：怀孕、剧烈咳嗽、便秘时用力排便等，容易诱发腰椎间盘突出症。

（4）潮湿与着凉：寒冷或潮湿可引起小血管收缩肌肉痉挛，使椎间盘的压力增加。

（5）先天性腰椎发育不良或畸形的人，甚至精神过于紧张的人易患腰腿痛。

（6）生理因素：腰椎间盘突出症的发病率以30~50岁最高。

（7）性别因素：腰椎间盘突出症多见于男性，一般认为男性与女性发病率之比为4∶1。但是女性的不同时期，如产前、产后及更年期也是女性腰椎间盘突出症的高发危险期。

（8）体型因素：一般过于肥胖或过于瘦弱的人群易致腰椎间盘突出症。

腰痛是大多数患者最先出现的症状，发生率约91%。由于纤维环外层及后纵韧带受到髓核刺激，经窦椎神经而产生下腰部感应痛，有时可伴有臀部疼痛。

下肢放射痛也是腰椎间盘突出典型表现。绝大多数患者是腰椎4～5、腰椎5至骶1间隙突出，表现为坐骨神经痛。典型坐骨神经痛是从下腰部向臀部、大腿后方、小腿外侧直到足部的放射痛，在打喷嚏和咳嗽等腹压增高的情况下疼痛会加剧。放射痛的肢体多为一侧，仅极少数中央型或中央旁型髓核突出者表现为双下肢症状。

此外，多见的现象还有足部麻木、感觉异常、肌肉萎缩、脊柱忽然出现弯曲和背部肌肉痉挛板结等。

 腰椎间盘突出症怎么办

本病一般情况下不建议手术治疗，大多数患者可以经非手术治疗缓解或治愈。其治疗原理并非将退变突出的椎间盘组织回复原位，而是改变椎间盘组织与受压神经根的相对位置或部分回纳，减轻对神经根的压迫，松解神经根的粘连，消除神经根的炎症，从而缓解症状。非手术治疗主要适用于：①年轻、初次发作或病程较短者；②症状较轻，休息后症状可自行缓解者；③影像学检查无明显椎管狭窄者。

具体治疗方法如下。

（1）绝对卧床休息：初次发作时，应严格卧床休息，大、小便均不应下床或坐起，这样才能有比较好的效果。卧床休息3周后可以佩戴腰围保护下起床活动，3个月内不做弯腰持物动作。此方法简单有效，但较难坚持。腰痛缓解后，应加强腰背肌锻炼，以减少复发的概率。

（2）牵引治疗：采用骨盆牵引，可以增加椎间隙宽度，减少椎间盘内压，使椎间盘突出部分回纳，减轻对神经根的刺激和压迫，需要在专业医生指导下进行。

（3）理疗和推拿、按摩：可缓解肌肉痉挛，减轻椎间盘内压力，但注意暴力推拿按摩可能导致病情加重，应慎重。

 哪些腰椎间盘突出症患者需要手术

①症状重，影响生活和工作，病史超过3个月，经严格非手术疗法治疗无效者；急性椎间盘突出，腰腿疼痛剧烈难忍者，或症状严重且不能接受牵引、按摩等非手术疗法治疗者。②有明显神经受损症状，肌肉瘫痪和括约肌功能障碍者，如大小便功能障碍或有完全或部分截瘫者。这类患者多属中央型突出，或系纤维环破裂髓核碎块脱入椎管，形成对神经根及马尾神经广泛压迫，应尽早手术。③伴有严重间歇性跛行者，多同时有椎管狭窄症，或X线片及CT图像显示椎管狭窄者，非手术疗法不能奏效，应该及早手术治疗。④合并腰椎管狭窄、腰椎峡部不连、脊椎滑脱或者椎弓断裂的，宜手术摘除病变髓核组织，同时作对侧椎板及棘突间植骨融合术。⑤对反复发作的且一次比一次严重的中青年患者，为使其尽快恢复劳动能力，可适当放宽手术指征。对老年及体弱患者手术适应证应从严掌握。

 腰椎间盘突出症锻炼方法

1. 仰卧交替抬腿

仰卧平躺于地面，双手放在身体两侧；保持上身稳定，下背部紧贴地面，腹部收缩，双脚交替抬起，感受腹肌持续收缩。注意动作过

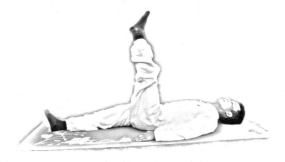

仰卧交替抬腿

程中保持下背部紧贴地面，不要用背部借力。

本动作可以很有效地训练到腹直肌下部，对于强化腹肌力量有很大的帮助。

2. 平板支撑

双肘弯曲俯撑在垫子上，脚尖踩地，躯干伸直，头、肩、胯、踝处于同一条直线；保持腰腹收紧，尽可能多坚持一段时间。动作过程中保持腰背挺直，核心肌肉收紧，根据个人能力尽可能撑久一点。

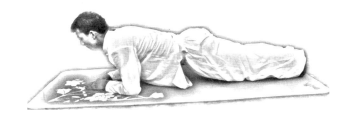

平板支撑

3. 小燕飞

趴在垫子上，手臂紧贴身体；同时向上抬起双手双脚，至最高点停顿2~3秒，尽可能地拉伸身体；缓缓恢复至起始动作。动作过程中感受背部肌肉的收紧。

小燕飞可以很有效地锻炼到下背部核心肌群，对缓解腰肌劳损、改善腰椎间盘突出等问题有很好的帮助，是临床医生推荐最多的治疗腰椎间盘突出症的方法。

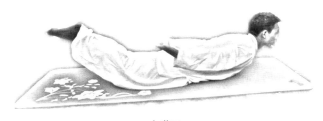

小燕飞

腰椎间盘突出症怎么办

温馨提示：腰椎间盘突出症是在人体退行性变基础上再加积累伤所致，积累伤又会加重椎间盘的退变，因此预防的重点在于减少积累伤。平时要有良好的坐姿，睡眠时的床不宜太软。长期伏案工作者需要注意桌、椅高度，定期改变姿势。职业工作中需要常弯腰动作者，应定时伸腰、挺胸活动，并使用宽的腰带。应加强腰背肌训练，增加脊柱的内在稳定性，长期使用腰围者，尤其需要注意腰背肌锻炼，以防止失用性肌肉萎缩带来不良后果。如需弯腰取物，最好采用屈髋、屈膝下蹲方式，减少对腰椎间盘后方的压力。

腰椎病患者莫过度依赖腰围

大家在看体育比赛的时候，会发现举重运动员有一个特殊装备，就是有一个厚厚的腰带。这个腰带起什么作用呢？举重时的全部重量都要靠腰部承受，尤其是往上举的过程中腰椎要承受很大的重量和压力，系上腰带就像给腰部带上一个加固套和夹板一样，可以很好地保护运动员的腰部。

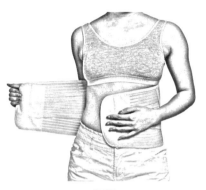

腰围

一天上午，我的一个老病号给我带来一个腰椎病患者。这名患者的腰腿疼痛症状与其他椎间盘突出症患者无异，明显的区别是：由于她连续佩戴了3年的腰围，但不仅腰椎病没治好，而且现在取下腰围则腰部疼痛加剧，坐立不安。用患者自己的话说，腰围已经成了她身体的一部分了。其实，像这位患者一样由于长期佩戴腰围而导致"腰围依赖"的现象我们经常遇到。导致这种现象的主要原因是：腰围在支撑腰部的同时，减少了腰部肌肉的负担，长此以往，腰部肌肉的工作能力下降，收缩能力下降，待日后取下腰围后，肌肉的力量将不能支撑腰部的重量，腰部不稳定就会出现，症状就会反复发作！

那么，到底应该怎样使用腰围呢？

1. 腰围的作用

（1）佩戴腰围后可以使腰部得到相对固定。腰围如同夹板一样，限制了腰部的过度活动，减少了肌肉的频繁收缩，可减少增生的骨刺、突出的椎间盘等压迫物对腰部组织的不良刺激，减少椎间关节的摩擦，改善腰椎间盘的压力状态，有利于局部炎症的消退。

（2）佩戴腰围后可以使腰部肌肉得到放松。由于腰围相当于腰部的外力支撑，佩戴后可以减少腰部肌肉的用力，使腰部的肌肉可以充分地休息，为腰部康复创造有利环境。特别是对于急性腰腿痛病人来说，佩戴腰围可以帮助患者很快缓解疼痛。

2. 正确佩戴或使用腰围

只有正确佩戴腰围，才能发挥腰围的作用，不至于像那位女性患者一样产生腰围依赖。那么，怎样正确佩戴"腰围"呢？

（1）腰围的规格要与患者本人腰的宽度、周径相适应，其上缘须达肋下缘，下缘至臀上部。腰围后侧最好有硬板支撑，且不宜过分前凸，以平坦或略向前凸为好。不要使用窄的腰围，以免腰椎过度前凸，并且固定效果较差。也不要使用短的腰围，腹部过紧会产生不适感。可先试戴半小时，固定、舒适要兼顾。

（2）腰围适合急性期使用，一般使用7～15天，待急性疼痛缓解后即可去掉腰围（可遵照医嘱），慢性腰痛患者尽量不要使用腰围。

（3）去掉腰围后，要加强腰背肌的锻炼，尽快恢复肌肉的力量，增强腰部的稳定性。

3. 练习腰肌好方法

时间不多的朋友们，今天教大家一个练习腰背肌的绝招。

俯卧，双臂前伸，四肢及胸部同时上抬，两脚中间夹住一本书或者其他东西，整个过程不要掉下来。坚持一个月你会发现你的腰上多了一个天然强健的腰带。

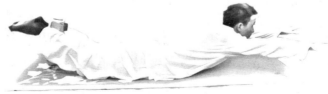

双脚夹物练腰肌

放个靠垫为你的腰肌减负

现在以坐态进行工作的人越来越普遍，例如办公室一族、司机等，工作时间通常都是坐着的。为了防止腰痛，很多人会在汽车座椅、沙发、凳子上放个靠垫，睡觉时为了增加舒适度也会在床上垫上厚厚软软的床垫。那么是否越厚越软的靠垫或床垫对腰部越好呢？其实不然，用靠垫防腰痛也要讲究科学。

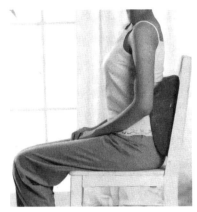

靠垫为腰肌减负

每次乘飞机的时候，经常会看到一些人带着环形的枕头，将环形枕枕在头后面，美美地睡一觉，觉得又对脊柱好又能够唤醒精力，一举两得，那么事实是不是这样的呢？其实，将靠垫习惯垫在背部或颈部，对健康是很不利的，靠垫一定要放在腰部。这是因为正常人体的脊柱共有4个生理弯曲，因生理的需求它们并不在一条直线上，胸椎和骶椎向后凸，颈椎和腰椎向前凸，从侧面看，脊椎犹如两个S的连接。由于这个生理特点，腰、背不能置于同一平面。因此，坐椅子时，如果在腰部放上一个靠垫，可以使腰部得到有效的承托，维持腰椎的前屈生理，均衡腰椎、腰部肌肉的压力，预防和改善腰椎不适，对稳定脊柱有好处。

这就告诉大家，我们正常坐的时候一定要顺应腰部的生理曲度，因为长期不良的工作状态会改变腰部的生理曲度。腰椎生理曲度变直又称"腰椎曲度变直"，是各种腰椎疾病常伴有的腰椎病变。首先，当腰椎的生理曲度变直后，患者的躯干极易受到震动的冲击而受到损伤。其次，腰椎生理曲度变直后，固定腰椎结构的肌肉需长时间处于紧张的拉伸状态才能继续维持固定腰椎的功能，故患者极易出现腰部酸痛不适的症状。第三，腰椎的生理曲度变直使通过腰椎的神经、血管等组织受到压迫或刺激就会出现腰痛，下肢的疼痛、麻木及感觉丧失等症状。如果累及马尾神经受压后，还会出现大小便功能障碍以及下肢不完全性瘫痪等症状。

因为正常人体的脊椎不在一条直线上，所以加了靠垫之后，正确的坐姿应该是挺胸抬头。当需要靠椅时，腰部挺直，与椅背保持些许距离。坐沙发时要尽量靠后坐，背部紧靠沙发背，让臀部坐于沙发面的底端。

靠垫的厚度要合适，不能太薄太软，否则起不到托起腰部的作用，也不要太厚太硬，太厚可能会造成腰椎的过度前屈，而太硬则会硌得人难受。在挑选靠垫时可试放在腰后，如果垫10分钟后仍然感觉很舒适，则这个厚度是适合的，如果感觉到腰背疲劳甚至疼痛，则说明这个靠垫不合格。再有，本身已患有腰椎间盘突出及腰椎管狭窄的人，更要注意靠垫的舒适性。一般来说靠垫以10厘米厚的软垫为好，这样人体向后压时，靠垫正好压缩至5～8厘米，最符合腰椎的生理前凸。

除了使用靠垫来缓解腰痛外，对于办公族来说，还有一些细节也是应注意的。不论从事什么工作，只要是坐了40分钟左右，都应该起来做一下伸展运动，这样对眼睛、手腕、颈椎、腰椎都有益处。为什么学校一节课要设成40分钟，就是这个道理。

腰酸背痛腿抽筋，是否缺钙了

　　有句广告词这么说："腰酸背痛腿抽筋，身体提醒你，缺钙了！"于是，各种补钙的产品应运而生，数不胜数。一些人，特别是一些老年人，腰酸了，背痛了，腿抽筋了，就开始吃钙片了。不可否认老年人的腰酸腿疼，确有不少是因缺钙引起，补钙之后症状便会减轻或消失。但是老年人的腰酸腿疼，并非都因缺钙引起，补钙虽无大碍，却可能延误病情。

　　老年人腰酸腿疼有很多原因，比如心身疲劳。受情绪影响和过分操劳者，会发生心身疲劳，出现头疼腰酸、四肢疲软、精力不佳、失眠食少等症状，其中腰酸腿疼较为明显。慢性感染也会引起腰酸腿疼，如慢性支气管炎、慢性肠炎、慢性胆囊炎等这些慢性炎症，常常久治不愈，引发神经系统和循环系统功能障碍时，也会发生腰酸腿疼，周身不适。然而，本病致病因素更多的是因为肝肾亏虚，身体的抵抗能力下降，无法抗御风寒湿邪的侵袭，故经常因伤湿感寒而见腰酸腿疼。

　　传统中医认为，腰酸背痛腿抽筋其实是寒邪伤人的典型特征。从字上面去理解，疼里面是个冬字，说明这种临床表现跟冬天有关、跟寒冷有关。抽筋在医学术语上叫痉挛，这个在寒的属性里叫收引。收引，就是收缩拘急的意思。肌肤表面遇寒，则毛孔就会收缩，寒邪进一步侵入经络关节，经脉便会拘急，筋肉就会痉挛，导致关节屈伸不利。因为寒是阴气的表现，最易损伤人体阳气，阳气受损，失去温煦的功用，人体全身或局部就会出现明显的寒象，如畏寒怕冷、手脚发凉等。若寒气侵入人体内部，经脉气血失去阳气的温煦，就会导致气血凝结阻滞，不通则痛，这时一系列疼痛的症状就出现了：头痛、胸痛、腹痛、腰脊酸痛……

因此我们在日常生活中要特别注意防寒。寒是冬季主气，寒邪致病多在冬季。因而冬季应该注意保暖，避免受风。单独的寒是进不了人体的，它必然是由风携带而入的。所以严寒的冬季，北风凛凛的，我们出门要戴上棉帽，围上围巾，这就是为了避免风寒。

但冬季因为外界气温本身就比较寒冷，人容易感受到寒意，在保暖上下的工夫也会大一些，基本上很少疏忽，但到阳春三月，"乍暖还寒时候"，古人说此时"最难将息"，稍微一不留神，就会着凉，因而春季要特别注意着装。古人讲"春捂秋冻"，就是让你到了春天别忙着甩下厚重的棉衣，春天主生发，万物复苏，各种邪气也易在这时候滋生。春日风大，风中席卷着融融寒意，看似慢慢吞吞，实则气势汹汹，要特别小心提防才对。

那么，炎炎夏日，人都热得挥汗如雨，也需要防寒吗？当然需要。夏天我们经常吃一些冰凉的食物和饮料，如冰镇西瓜、冰镇啤酒、冰激凌等，往往又在空调屋里一待一天，到了晚上，下班出门，腿脚肌肉收缩僵硬，腿肚子发酸发沉，脑袋犯晕，甚至连走路都会觉双腿不像是自己的，这时候寒邪就已经侵入你的体内了。

中医养生之道，讲究未病先防，但总免不了有防不胜防的时候，一不小心让寒邪有机可乘，腰酸背痛腿抽筋了，怎么办？别着急，我告诉大家一个止痛妙方。

这个方子是个名方，叫作芍药甘草汤。此方出自于《伤寒论》，原文谓："伤寒脉浮，自汗出，小便数，心烦，微恶寒，脚挛急，反与桂枝欲攻其表，此误也，得之便厥，咽中干，烦躁吐逆者，作甘草干姜汤与之，以复其阳，若厥愈足温者，更作芍药甘草汤与之，其脚即伸。"说明本方具有酸甘复阴、缓急止痛的功效。

腿脚抽筋，常发于夜间，夜为阴，夜间发病，多阴血不足，不能濡养筋脉，故脚挛急，芍药酸苦微寒，养营和血，而擅缓解拘急，炙甘草甘温，补中缓急，二药合用，酸甘化阴，阴复而筋得所养，则脚挛急自伸。脾主肌肉，肝主筋脉，芍药性酸，酸味入肝，甘草性甘，甘味入脾，肝脾得养，疼痛自然缓解，所以自古以来芍药甘草汤都被誉为止痛的良药，不但配置方便，而且口味酸甘，一般取白芍30克、炙甘草15克，煮水饮用。

看到这里，有人又有疑问啦："我腰酸背痛腿抽筋了，揉揉捏捏不行吗？一定非得要吃药吗？"那我再给大家开个运动的方。

这个方法就是拉伸小腿后侧腓肠肌。具体做法是：采用弓箭步，双手抵住墙体，左腿呈弓步，在右脚脚跟不离地的情况下慢慢地朝后滑动直至小腿后侧腓肠肌有明显的牵扯感，单边保持15～30秒为宜，换腿再做，可以有效缓解小腿抽筋。

点穴效果也很好，比如小腿抽筋的时候，以大拇指稍用力点按住患腿的承山穴，接着按顺、逆时针方向旋转揉按各60圈，然后，大拇指在承山穴的直线上下擦动数下，令局部皮肤有热感，最后，以手掌拍打小腿部位，使小腿部位的肌肉松弛。几分钟甚至几秒后，小腿转筋症状即可消失。

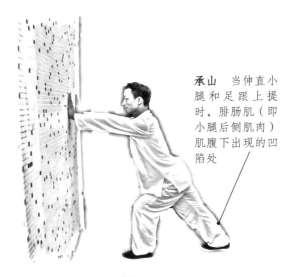

承山 当伸直小腿和足跟上提时，腓肠肌（即小腿后侧肌肉）肌腹下出现的凹陷处

弓箭步推墙

腰酸背痛腿抽筋，是否缺钙了

127

正确锻炼使腰劳损变成"腰坚强"

有时候想想如果现在办公室没有电脑，大家都换上传统的纸和笔，不知道还会不会办公。我想至少会很难受，因为大家已经习惯了这种简单的办公形式，打开电脑，天下尽收眼底，真的是太快捷和方便了。然而，在享受这样的"便利"之余，身体损伤也随之而来。越来越多的办公室工作者感觉腰不好，背也疼，关节僵硬。其实，造成腰痛的原因很多，椎间盘突出、强直性脊柱炎、腰肌劳损、腰椎结核，以及骨质疏松等都可能造成腰背痛，不过，常坐办公室的人得的较多的还是腰肌劳损。

腰肌劳损，又称功能性腰痛、慢性下腰损伤、腰臀肌筋膜炎等，实为腰部肌肉及其附着点筋膜或骨膜的慢性损伤性炎症，是腰痛的常见原因之一，主要症状是腰或腰骶部胀痛、酸痛，反复发作，疼痛可随气候变化或劳累程度而变化，如日间劳累加重，休息后可减轻，为临床常见病，多发病。其日积月累，可使肌纤维变性，甚而少量撕裂，形成瘢痕、纤维索条或粘连，遗留长期慢性腰背痛。

腰肌劳损形成的原因很多，比如急性腰部损伤治疗不彻底留下的后遗症；长期反复的过度腰部运动及过度负荷，如长时期坐位、久站或从弯腰位到直立位手持重物、抬物，均可使腰肌长期处于高张力状态，久而久之可导致慢性腰肌劳损；慢性腰肌劳损与气候、环境条件也有一定关系，气温过低或湿度太大都可诱发或加重腰肌劳损。

腰肌劳损对于临床医生来说是很头痛的，因为它迁延难愈。那么，我们该怎么办呢？

腰肌强健＝腰部健康

由于好不容易缓解的疼痛经常会因运动不当而再次发作，因此在很多人看来，休息才是腰痛、腰椎病或是腰椎术后的最佳治疗方法。其实，最新的临床研究已经否定了这样的观念。腰痛缓解后为了早日恢复健康和预防复发，应该尽早恢复日常活动和锻炼，避免绝对卧床休息。

为支撑我们身体的重量，腰椎需要依靠肌肉力量的协助。腰椎周围的肌肉力量弱，腰椎就会不稳定，容易产生腰椎和肌肉的慢性损伤，逐渐产生腰痛。腰肌无力会发展为腰痛，又因腰痛后活动减少，腰肌就更加无力，产生恶性循环。因此，只有增强腰椎周围肌肉的力量，才能帮助腰椎趋于稳定，减轻腰椎的负担，遏制腰痛的恶性循环。年龄越增加，或腰椎承受的负担越重、时间越长，就越容易老化。只有通过运动增强腰肌力量，才能相应减少腰椎的负担；通过运动增加腰部的活动性和柔软性，才能相应增加腰椎的营养，使腰椎保持年轻状态。

 正确运动有原则

如上所述，运动可以预防或减轻腰痛，那为什么不少坚持运动的人，还是会受到腰痛的困扰呢？关键还是看如何运动。运动方法不正确，反而会增加腰椎的负担。运动，方法正确是良药，方法错误是毒药。因此，做运动时一定要遵循以下的原则：

（1）腰痛严重的时候需要卧床休息尽量不做运动。腰痛减轻到能进行日常生活的时候，就应该开始运动。

（2）所有运动都应缓慢进行，运动强度由轻到重，逐渐增加强度和时间。假如增加运动强度后出现腰痛，则应立即停止运动，改日降低强度，重新开始。

正确锻炼使腰劳损变成「腰坚强」

脊柱养护：腰椎篇

（3）运动要充分，且要规律。一般一周运动3次以上，才会有效果。每次运动要保持20分钟以上，运动时间太短，则没有效果。运动不能太过，平时没有时间，周末一口气长时间运动，反而对腰椎不利。

（4）运动应该在不增加腰椎负担的姿势和范围内进行。运动的时候尽量采用卧位，保持腰背挺直以维持脊柱的曲线。运动在不引起疼痛的范围内进行。

练腰运动法

（1）抬臀：仰卧位并拢双腿，膝关节屈曲，两手掌朝下自然放在身体两侧；边吸气边缓慢抬起臀部，呈拱桥样，维持5～10秒；呼气时放下腰。

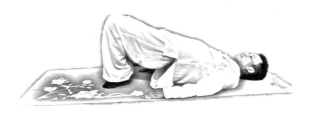

抬臀

（2）抱膝运动：仰卧位，屈膝提至胸前，双手抱膝成准备姿势；边呼气边将双膝完全靠向胸前，并且尽量抬头；维持5～10秒后回到准备姿势，重复5～10次。

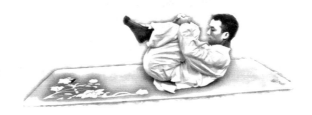

抱膝

（3）侧卧抬腿：侧卧位，上方腿缓慢抬起并保持5～10秒后慢慢放下；重复5～10次后休息一会儿，换对侧腿重复。

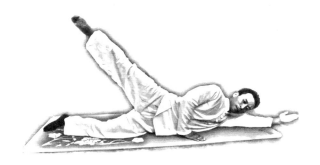

侧卧抬腿

（4）上身抬起：俯卧位，收拢双腿，放松臀部和大腿；用肘撑地，缓慢伸肘抬起上身，并保持5～10秒；抬上身时若有腰痛则稍降低上身高度，在无痛范围内反复做5～10次。

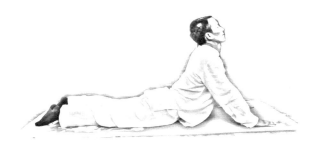

上身抬起

（5）四角兽运动：爬行姿势，躯干挺直，左腿向后抬起，右臂向前抬起，保持5～10秒；交替对侧手和腿做相同动作，重复5～10次。

正确锻炼使腰劳损变成"腰坚强"

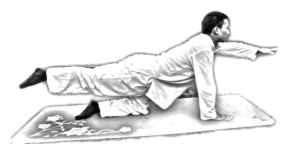

四脚兽运动

（6）脊柱旋转运动：屈膝屈髋坐位，从上身开始向左侧旋转；两手放在地面，保持臀和下肢不动；腰部旋转到最大限度，停5～10秒；然后向相反方向旋转，左右各进行5～10次。

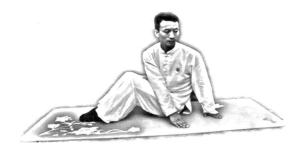

脊柱旋转运动

（7）大雁式：俯卧位，用力挺胸抬头，双手双脚向空中伸展，犹如大雁在飞。每次抬起动作要持续5秒，然后放松肌肉，休息3～5秒。每天早晚各锻炼1次，每次做30个。

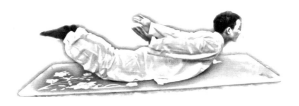

大雁式

少林功夫绝技——铁板桥，
对你的腰特别好

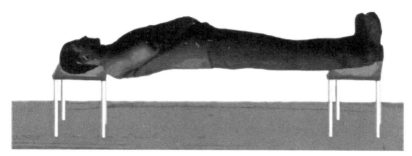

铁板桥

铁板桥，是一种古代武术救命绝招，用于闪避敌人暗器。通常是暗器来得太快，不及跃起或向旁避让，只得身子突然向后仰天斜倚，让暗器掠面而过，双脚却仍牢牢钉在地上。功夫越高，背心越能贴近地面，讲究的是起落快、身形直，所谓"足如铸铁、身挺似板、斜起若桥。"著名电影导演袁和平在设计《黑客帝国》动作时用到过这招，留意一下，就是主角躲子弹时后弯腰的那个动作，备受影迷喜欢和推崇。

中华武学均主张运用整体劲力，而少林武学铁板桥则是训练整体劲力极佳的功法之一。

习者仰躺在两条凳上，一凳放在脚后跟部，一凳放在双肩部（亦有放在后脑部的练法，较为难练，容易出现危险，不推荐此练法），使身体中段悬空。身体挺直，有如一座横架两崖的金刚铁板桥。锻炼的要点在于每日坚持练习，每一次练习争取比上一次多坚持一段时

脊柱养护：腰椎篇

间。古人训练时会在屁股下点一根香，当每次坚持不了，屁股下沉时即被香火烧到屁股。这种方法我当然不会建议你们模仿，毕竟安全更重要。

为了练习安全，我将此法做了小小变通，改在床上练习。用两个小矮凳架在肩脚两头，没有凳子可另找东西代替，比如箱子、一叠书都可以。这样练习的好处时，万一你坚持不住，即可以一屁股掉到床上，没多大的危险。

练习时可采用自然呼吸，等到能力增强以后建议采用腹式呼吸，无须意念，时时调整身体保持正确功架即可。本功若能做到30分钟而不觉累可算及格，若能于腹部放置15千克重物坚持正确功架30分钟，则算达标。这个动作能够有效地使脊柱尤其是腰椎周围起顾护作用的肌肉得到有效的刺激，比如腹横肌、腹内斜肌、多裂肌、回旋肌等核心肌群。

只要坚持一段时间，你会发现不知不觉腰腹部的赘肉消失了，而且原来稍微站时间长了就产生的腰痛一扫而光。更关键的是你会觉得精力倍增，尤其是早上起床以后会觉得浑身有使不完的劲，那么就说明你做得到位了。再坚持一阶段，身上的迷人线条就会产生，真的不需要多下功，只需要躺在那就可以了，实在是一个绝佳的懒人锻炼法。

值得注意的是很多人一开始做非常舒服，感觉腰板比以前直了，但往往一段时间后，感觉很不舒服，人也不愿意挺腰了，这是伤到竖脊肌了。所以我给大家的建议是尽量把强度降一降，慢慢来，防止受伤，因为获得健康才是最重要的。

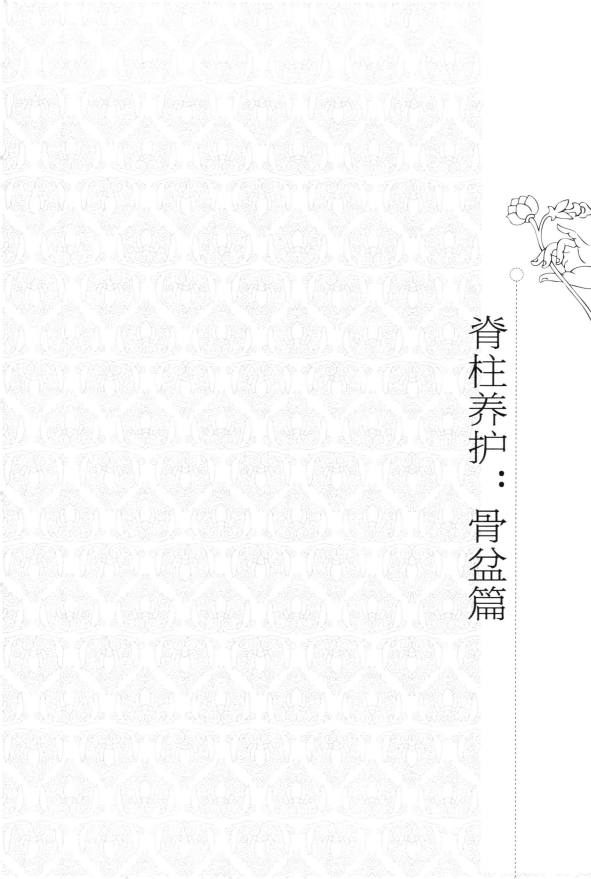

脊柱养护：骨盆篇

骨盆变形危害重重

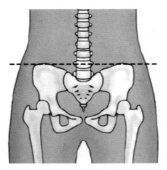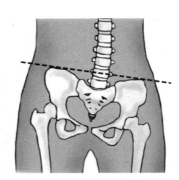

骨盆变形

骨盆是由骶骨、尾骨和两块髋骨所组成。骶骨与髂骨、骶骨与尾骨间，均有坚强韧带支持联结，形成关节，一般不能活动。妊娠后在激素的影响下，韧带稍许松弛，各关节因而略有松动，对分娩有利。

骨盆是整个骨骼的中心，上到脊柱、下到两腿关节，都需要骨盆居中策应、调停，支持脊柱正直，管领两腿运动，而且骨盆形成的盆腔内，更有膀胱、直肠以及生殖器官等脏器，所以只有拥有一个正直"端庄"的骨盆才称得上真正的健康完美。

骨盆是人体脊柱的坐基，其保持正直状态，相应的脊柱也会保持正常的生理弯曲。这样一来，人体不会发生重心偏移，肌肉和韧带不会产生僵硬、痉挛，脊柱不会产生疼痛，外部形态上也不会产生头部前倾、驼背、腹部前突、向心性肥胖等。

骨盆还是双腿的"屋顶"，有了端正的屋顶，与它相连的双腿就不会歪斜，不至于因为骨盆而形成"O""X"形腿，保证笔直的修长腿线。

骨盆变形的危害

骨盆变形的危害主要体现在以下四个方面。

危害一：骨盆变形容易导致脊椎弯曲，压迫神经，使肌肉、关节和脏器发生功能障碍。许多人烦恼的腰痛、肩酸以及其他内脏疾病，其根本原因就是骨盆变形。

危害二：骨盆变形会使下半身的血液循环以及新陈代谢变差，这时下半身很容易积累赘肉，腰部松弛，臀部变大。

危害三：骨盆变形可造成下腹部两侧的肌肉不平衡，使一侧下腹部明显突出，这种突出是任何节食、运动都无法恢复的。

危害四：骨盆变形还可引发多种妇科疾病，严重的甚至会增加分娩的困难。

在众多骨盆变形危害中，以骨盆倾斜的危害最为常见。

骨盆倾斜以后改变了人身体上的力线，使人体的比例发生失衡，长此以往就会造成下半身畸形的肥胖，会引起内脏下垂、小腹凸起、臀部横向发展或下垂等，进而进一步破坏身体曲线。

骨盆虽然仅仅是脊柱的一部分，但却是人体脊柱上很重要的一个环节，与头部的骨骼和颈椎都有紧密的关联，因此骨盆只要出现问题，人的面部就会出现不端正的现象，甚至出现视觉、嗅觉的障碍，甚至会进一步影响到颈椎的健康。

骨盆与股骨相连，如果骨盆出现变形，这些骨骼也会随之产生畸变而妨碍其发挥正常作用，如会为股关节带来负担导致关节出现畸变，加重内外八字腿形，为进一步演化为退行性膝关节炎埋下祸根。

骨盆支撑着腹部，具有保护内脏及生殖器官的重要功能。骨盆变形会影响盆腔内的脏器及生殖器官。骨盆倾斜会使其中的子宫、卵巢和肠胃等器官本来的形态受到扭曲，以致体液流动的机能受到阻碍，甚至部分地失去作用。比如肠蠕动的机能就会相应减弱，慢性便秘大

骨盆变形危害重重

137

脊柱养护::骨盆篇

半与此有关。

脊柱周围的肌肉都是为脊柱服务的，是为了顺应人直立状态而生长的。骨盆如果不正，就会导致气血不通，在腰部找到压痛点，进而在对应的肩部也会出现疼痛点，所牵涉的肌肉会发生痉挛疼痛，常规的放松手法无法从根源上进行缓解。

由于骨盆的倾斜，血管受到压迫，阻碍了温暖的血液正常地循环流通。加之原本在正常工作状态下产生并放出热量的肌肉会因骨骼的变形而拉长，这时肌肉会为恢复原有的状态而紧张起来，从而造成慢性疲劳。肌肉紧张、僵硬后，造成血液和淋巴液的流动不畅，身体会处于发冷的状态、畏寒的情况就会更加恶化。所以在临床上很多女性即使使用艾灸灸命门、气海等升阳穴位效果不佳，其主要的原因是骨盆的问题没有得到有效缓解。

 谁动了我们的完美骨盆

其实，让我们失去了完美骨盆的就是我们自己！曾经，我们大多数人先天的骨盆都是完美正直的，但后来，一些生活中的不良姿势、饮食习惯等，让我们距离完美越来越远。

先来看看你是否有下列骨盆变形的征兆吧——

（1）站立时是否身体前倾，出现腰痛。

（2）坐在椅子上总是不自觉地把腿盘起。

（3）走路时，膝盖外屈，容易绊倒。

（4）伴随疲惫、失眠、食欲不振等症状。

（5）对着镜子看看自己的腰部以下，两边是否有不对称的情形，比如大腿关节是否突出，双脚是过于内八字还是外八字，两边臀部是否不一样大。

（6）用手摸摸看自己的腰部后方下面两侧，是不是太过于厚硬，两边的腰是否一前一后或一高一低。

（7）测量膝盖到地板的距离，右侧高于左侧时，就表示右侧骨盆朝右上歪斜，反之则朝左上歪斜。

（8）用手摸摸自己的腰部下面两侧，是否一侧胖一侧瘦。

（9）仰面向上躺在床上，放松下肢，看看左右脚踝倾斜的角度是否不一致。

（10）仰面平躺于床上，看看腰部是否悬空。腰部距离床面中间，是不是可置入如鸡蛋大小的物体。

（11）从侧面看腰部及臀部的曲线弧度是否过大（侧面看起来臀部特别翘，腰部后面弯曲度特别大）。

如果你的答案是YES，那么说明你的骨盆已经出现了变形的情况，YES的数量越多说明变形越严重。当然，以上的测试未必能够完全确定你的骨盆是否已经变形，如果条件许可，应到医院进行专业检查。如果确实是变形了最好去找脊椎专业医师就诊，及时有效地矫正好脊椎就能消除这些症状。

骨盆变形危害重重

139

你的骨盆倾斜了吗

现在的各种医学信息在网上满天飞，其中有的信息是科学的，有些呢就显得比较荒谬。王女士听过我的一场演讲以后，就有了心病和身病，因为她发现自己的骨盆可能是歪了，越对照越觉得自己真的是有毛病了，于是在接下来的时间里总感觉身体不舒服，失眠，倦怠乏力，手脚冰凉，看了很多医生、做了一大堆体检却显示一切正常。

来找我进行诊断治疗前，她还专门打印了一份网上"骨盆是否歪斜"的资料来对照，越看越心慌：

最明显的就是五官不对称，如头型不正或脸型不正，额纹单侧下垂散乱，双眉不等高，双眼不等大，外眼角不等高，上眼皮一单一双，单侧出现眼袋，鼻唇沟不对称或单侧消失，鼻孔不等大或孔型不一样，双耳不在同一高度。

其他还有如下症状：下颌骨两侧不等平，双肩不等高，双臂不等长，双侧乳头不等高，双乳不等大，双侧臀围线不水平，双侧腘窝线不水平，双腿不等长，左右鞋跟磨损不均匀，习惯性单侧膝踝关节易损伤，自然仰卧位时身体向一侧偏歪，俯卧位双侧臀部不等高等。

我给她触诊后发现王女士的骨盆确实左右偏歪并伴有颈椎、胸椎、腰椎多个椎体不同角度错动，于是有针对性地对她实施矫正。

一个月后王女士来找我说"以前的症状全消失了，最大的收获是以前每次来月经腹痛很严重，第一天要休息不能正常工作，这次肚子一点感觉都没有。以前每次来月经时量很大，晚上睡觉稍不小心就有侧漏现象，这次来月经色量都正常，骨盆矫正太神奇了。"

其实临床当中很多疾病都与骨盆偏歪有关，那么有没有快速判断骨盆是否出问题的方法呢？

 3分钟骨盆倾斜自我检测法

1. 立式

本式检测骨盆是否前倾或后倾。

方法：靠墙站立，将身体完全贴在墙壁上。

如果后脑勺、肩胛骨、臀部、小腿肚、脚后跟这五处不能全部都紧贴于墙壁，则骨盆存在前倾或后倾。

如果此姿势不能维持3分钟，也极有可能存在骨盆前倾或后倾。

2. 卧式

本式检测骨盆是否左倾或右倾。

方法：放松全身，仰面朝上卧躺。查看两脚后跟与两脚尖之间的自然角度。

正常情况下，两脚尖展开的角度应为均等（大约离中心各15°），如发现单侧角度过大，则骨盆存在左右倾斜，如左脚角度大则骨盆左倾，右脚角度大则骨盆右倾。

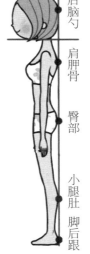

骨盆倾斜自我检测

 骨盆倾斜矫正方法

1. 1分钟骨盆倾斜矫正操

本矫正操主要通过锻炼腰大肌来矫正骨盆倾斜。

步骤一：直立姿势，单脚抬高至45°左右。

步骤二：大步向前跨步。

你的骨盆倾斜了吗

141

站稳并习惯后，大力抬脚向前跨步（跨步时膝盖抬至90°左右），尽可能远地着地。跨出的那只脚膝盖呈90°弯曲，3～5秒内下意识地伸展后脚。步子幅度尽可能拉到最大。

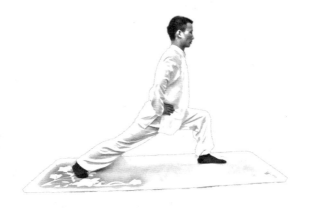

向前跨步

　　步骤三：身体恢复直立状态，换脚重复相同动作。

　　10次跨步（左右各5跨步）为1套动作，以每天2套动作为准。

　　做习惯后，上半身如能在跨步同时向跨步脚的方向扭转，则效果会更好。

　　特别提醒：膝盖和腰部较脆弱者、运动极其不足者，以及年迈的老人们请注意，脚不要抬太高；步子幅度放小；手扶桌椅支撑。

　　2. 肩桥

　　步骤一：仰卧位，双膝弯曲，膝关节与小腿呈90°，两臂自然放在身体两侧。

　　步骤二：以脚和肩膀作为支点，一边呼气，一边慢慢抬起骨盆，让髋关节尽量伸张开，直到膝盖与肩膀呈一条直线，停留30秒。尽量夹紧臀部肌肉，保持1秒后再一边吸气，一边慢慢落下。

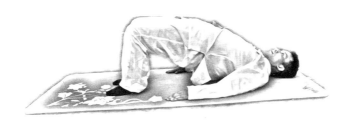

肩桥

注意头不要抬起，小腹要收紧，15～20次为一组。

特别提醒：如果经过训练已经基本掌握的话，可以将一条腿抬起，效果可以加倍。

你的骨盆倾斜了吗

导致骨盆变形的十大恶习，你占了几条

1. 习惯性向一边跷二郎腿

不跷腿就浑身不对劲，有可能是因为骨盆已经歪斜了。

经常跷二郎腿会增加负重腿患骨关节炎的风险。同时，由于上位腿受力不均，向内偏斜，可能造成内侧膝关节间隙压力增加，软骨磨损加重。同时膝关节外侧的腓侧副韧带受到持续牵拉，使其松弛，可能在已有骨关节炎的基础上形成膝关节半脱位，外表看起来就形成了"O"形腿。久跷二郎腿极易造成腰椎与胸椎压力分布不均，引起脊柱变形，有的则会导致腰椎间盘突出，形成慢性腰背痛。这些习惯都会让人体的力量侧压在脊椎上，脊椎长时间弯曲容易劳损，严重的还会诱发强直性脊柱炎。

2. 坐着时背部弯曲

坐椅子的时候，有许多人习惯不坐满椅面，然后用弯曲的背部直接靠着椅背。长时间维持这个姿势，身体就会记住骨盆后倾的状态，并且把这个姿势当成是正常的。因此坐椅子时，应保持背部挺直，如果感觉到累，可以将椅背调直，然后将整个背部贴上去，以维持骨盆和脊柱的正常位。在腰部垫上一个坐垫也是保护腰部一个很好的办法。

3. 经常侧身坐、鸭子坐

很多女性喜欢侧身坐、鸭子坐（双膝并拢，两边小腿往身体两侧弯曲的姿势），认为这样显得比较有女人味。但是这些坐姿，会对膝盖、腰部、髋关节造成相当大的负担，而且还会造成膝关节变形。膝盖一旦变形，骨盆当然也就很难维持在正确的位置。结果女性从50岁

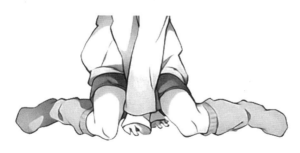

鸭子坐

开始，膝盖疼痛的状态就会逐渐增加，到了65岁以后会急剧增加，而患退行性关节炎的概率更是男性的4倍。

4. 横躺或窝在沙发上，并且以手当枕

很多人放松看电视时会采取这个姿势，可是事实上这个姿势会对各个部位造成负担（只有腹部不会受到压迫而已），而且还会导致肩膀、头部的功能障碍。在这个姿势下，骨盆当然也会往单侧歪斜，而为了保持身体不往前后倒，周围的肌肉必须努力工作，才能够维持平衡。为了避免这个问题，躺下时可以准备一个舒服的枕头，并时常改变左右的方向。

5. 习惯性同一边夹包或者背包

腋窝夹包、背侧背包或提东西时，若是一直习惯用同一边，那一定叮嘱自己记得适时换边。比如说，可以今天用右边，明天换左边，规定自己两边同时使用，否则非常容易造成脊柱歪斜，外表看起来会比较明显地表现为一边肩高一边肩低。

6. 站着时，经常把重心放在单脚上

单脚站立时，骨盆必须在倾斜的状态下支撑体重，为了维持整体平衡，最后就会变成下腹部凸出的下交叉综合征姿势。长时间单腿站立对于一条腿的损伤会比较大，久而久之会引起膝关节炎的发生。

7. 边看手机边走路

具体内容请参考"你是'低头族'吗"篇章。

导致骨盆变形的十大恶习，你占了几条

145

8. 经常穿不合脚的鞋子

高跟鞋、紧靴子不仅会导致脚痛，也会让腰部、大腿内侧的肌肉过度紧绷，进而造成骨盆前倾。若是身体习惯了这个状态，最后就会引起骨盆倾斜。

9. 长时间穿着紧绷的衣服

紧绷的束腹、马甲或是腰围过度贴身的牛仔裤，不但会妨碍骨盆周围的血液循环，还会把腹部的内脏往下挤压，增加骨盆底肌肉的负担。长时间腹部的紧束不但会影响消化也会对脊柱周围肌肉的弹性和耐受性造成不良影响。

10. 单边接电话

接听电话时，不要一直都用同一手拿，否则头部总是习惯往同一边偏，若是谈话时间增长，那就更会使得脊柱长时间往同一边弯曲。甚至有些人会边接电话边干活，用头和脖子夹着来接电话，这样对颈椎的损伤会更大。

以上，你中了几项呢？如果你有上述习惯，可能就是骨盆歪斜的元凶。从今天起，改变这些坏习惯吧。

你是否是翘臀？未必，可能是骨盆前倾

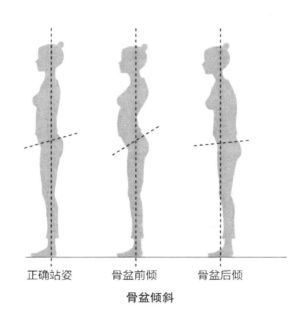

| 正确站姿 | 骨盆前倾 | 骨盆后倾 |

骨盆倾斜

很多女性会觉得自己屁股很翘，所以引以为豪，殊不知亚洲女性很难长成像非洲女性那样的翘臀，所以很多翘臀在临床上可能是骨盆前倾的表现，这是骨盆位置偏移的病态现象。

那怎么知道骨盆有没有前倾呢？来看一下下面的方法。

 骨盆前倾怎样查

测试一下你是不是骨盆前倾，来看看下面哪些情况和你很像。

（1）站立的时候，身体有些前倾，会出现腰痛，并习惯性地喜欢捶后腰，并且觉得很舒服。

（2）站立的时候，容易不自觉靠着墙。

（3）坐在椅子上，会不自觉地把腿盘起来。

（4）走路的时候容易绊倒，左右鞋底的磨损程度不同。

（5）走路的时候，容易"O"形腿或膝盖向外屈。

（6）在睡觉的时候，长时间仰面很难。

（7）虽然不困，却经常打哈欠。

（8）虽然不疲倦，但眼睛却睁不开。

（9）虽然没掉牙齿，但嘴却是歪的。

（10）稍微运动一下就会出汗。

（11）经常头痛，检查找不出原因。

（12）下半身肥胖，女性经常月经不调，常规调养效果不佳。

假如你达到2项以上，骨盆歪斜的可能性就很大，多达8～10项的，骨盆问题可能已经影响到神经，并且对脏腑造成影响。

骨盆前倾最明显的症状是臀部后凸，腰臀比、BMI值和体重都在正常范围，小腹仍旧前凸。骨盆长时间前倾，不但影响美观，严重者会加重下背部及颈部的负担，造成疼痛与肩颈酸痛等问题，甚至影响其他骨骼肌肉健康。下面这个小方法，可以帮助矫正它。

 骨盆前倾矫正运动——桥式

步骤一：轻松地仰躺在床上或者垫子上，两脚打开与肩同宽，膝盖弯曲，脚掌贴地。

步骤二：以腰部、腹部及背肌的力量，将骨盆及臀部慢慢往上

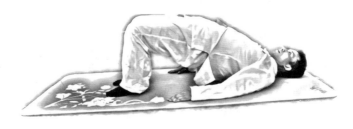

桥式

抬，直至膝盖到肩膀呈一条直线，停留30秒后，再将骨盆及臀部缓缓放下。

坚持练习，每天做5~10次。

这个动作可以帮助伸展脊柱、平衡骨盆。一开始做这些动作时，会有些许的酸痛感，大概三四天后，酸痛的感觉就会消除。如果做动作后会产生疼痛的感觉，可以先暂停一两天稍做休息，随后疼痛感觉就会消除。但是，如果每次都会有疼痛的感觉，那表示这个动作可能不适合你，或者问题比想象中来得严重，建议你应该找专业脊柱医生做进一步的检查和治疗。

注意事项：两脚膝盖需与肩同宽，不要太开或太近。身体放下时，要将脊柱由胸椎、腰椎、尾椎一节一节循序放下。

你是否是翘臀？未必，可能是骨盆前倾

感觉臀部下垂了，注意是不是骨盆后倾

前段时间，接诊了一位女性患者。她总是觉得自己的臀部平塌塌的，一点都不好看，于是就想方设法锻炼，但是效果不明显。我询问以后知道她喜欢窝在沙发上使用美人鱼的姿势看电视，一坐就是好几个小时，还伴有肩膀、背部酸痛、下腹突出的现象，臀部外观扁平，整体看起来垂头丧气，无精打采。我判断她这是骨盆后倾的表现。

 骨盆后倾怎样查

我找了一面平整的墙壁，让她身体站直，脚跟、臀部、头部贴紧墙壁，用手去测量她的腰部和墙壁之间的距离。

如果间距小于一手掌距离，说明骨盆存在后倾现象；如果间距间可以放下自己的拳头，表明骨盆存在前倾现象。

骨盆最好的状态就是空间可以放下手指关节弯曲状态下的手掌。

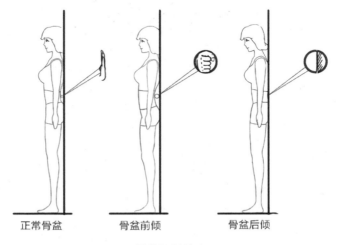

正常骨盆　　　　　骨盆前倾　　　　　骨盆后倾

骨盆倾斜检查

造成骨盆后倾的原因主要是生活习惯的问题，比如喜欢靠在很软的沙发上睡觉或看电视，上班时的椅子支撑不够好，运动量不够，或者运动方式不对等。如果发现自己的肩颈、腰部常感到酸痛，做很多治疗也没有太大改善时，也许问题就来自于骨盆。

有骨盆后倾的人，腰椎的弧度都会过于平直，所以受力很直接，容易造成椎间盘的压力，腰部的肌肉也会感到特别吃力。因此，骨盆后倾引起的疾病大多都来自于腰椎。另外，胸椎的弧度也会受到影响，胸椎上半段靠近腰椎的地方会比较直，肩胛骨比较突出，肩颈很容易酸痛。通常这类型的人，颈部也会特别前倾，甚至出现头痛。

骨盆后倾的人走起路来，会让人觉得很没精神，这是因为他们很容易有内外八字的步态。无论是骨盆前倾或后倾，因为脊柱弧度不对，人都会"驼背"，只是驼背的区块会有点不同。骨盆后倾所造成的驼背，其实是因为颈部前倾加上胸椎上半部弧度较大引起的视觉效果。这两者都是不正确的体态，都会牵涉身体其他的关节受力和步态的发展。比如会导致重心向前，让膝关节承重更多重量，最终可能导致受伤概率增加，磨损严重。另外，由于骨盆部位是承载生殖功能和撑托脏器的重要位置，所以骨盆后倾还会影响内分泌和生理循环等。

骨盆后倾人群的肌肉表现为腹肌、髂腰肌、腰背部、臀部的肌肉力量弱，腘绳肌处于紧张的状态，所以骨盆常处于往后方下沉的状态，外观看起来像是屁股下垂的感觉；而腰背部的肌肉、髂腰肌与腹肌的弱化又会导致不能维持骨盆的位置而使骨盆后倾，重心在后，上半身为了维持前后平衡，更会加重驼背状况。

骨盆后倾的矫正方法

1. 热身运动

步骤一：左膝往上弯曲，将小腿微微向下收拢，右腿往外屈膝，将脚腕架在左膝上，左右脚都绷直，双手抱着左侧大腿躺卧在地上。以这个姿势往上抬起臀部，保持10秒。

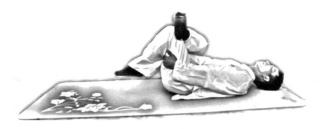

热身运动步骤一

步骤二：双臂伸直放于身旁，手掌贴地，左腿屈膝，右腿伸直并往上高高抬起，与地面垂直，上身随之提拉上升，令腰背、臀部、双腿均离地，只用头部、双臂、两肩支撑全身，保持10秒。

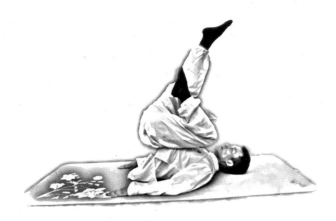

热身运动步骤二

2. 重整骨盆

双手叉腰站立，利用骨盆施力，分别向前后倾斜。当骨盆向后倾斜时，从鼻子深深吸气，腹部肌肉随着骨盆的移动充分舒展开来。当骨盆向前倾时，臀部往下收，腹部肌肉收缩，同时保持缓缓呼气。

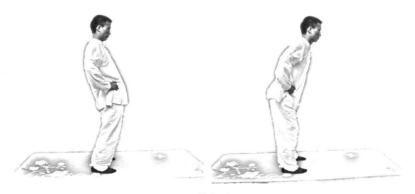

重整骨盆

3. 转动股关节

双腿自然伸直躺卧，脚掌微微向前绷直，两脚之间相离1个拳头的空位，腿部下侧、臀部、腰部、肩胛骨、头部都贴紧地面，双手叉腰，手肘落于地上。

保持全身躺平的姿势，双腿交替地往上抬起，然后在空中绕动股关节，用脚画圈，内转与外转各5次。

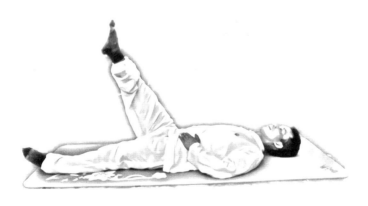

转动股关节

4. 抬臀

双腿屈膝躺卧，两脚间相离1个拳头的空位，双臂屈肘叉腰，臀部肌肉收紧，与大腿保持直线，骨盆微微后倾。然后伸直双臂，贴于地面，臀部往上抬起，令大腿、骨盆、腰腹连成直线。

感觉臀部下垂了，注意是不是骨盆后倾

153

保持抬臀姿势5秒后，臀部下沉，收紧腹部，但注意臀部不要着地，与地面微微相离，保持数秒后恢复姿势。

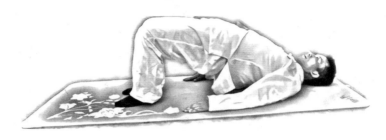

抬臀

孕妈妈必知的护腰法

因为职业的原因，日常的生活中总有人会把一些医学问题抛给我以求解答。譬如有一天朋友聚会，他们看见我在电视上讲解说女性朋友孕前和产后，最好请专门的脊柱医生进行骨盆调整并进行合理的骨盆锻炼，于是纷纷提出了不同的观点。比如一个说我们中国人坐月子是一种陋习，你看国外的女性不坐月子不也没事吗。另一个说禅一老

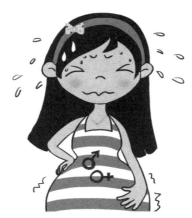

孕妈妈注意养护脊柱

师讲的月子病跟骨盆有关系这个难以理解，似乎是八竿子都打不着的事情。但实际上，国内的孕检、产检以及产后复查范围里虽然没列入腰椎检查，但因为脊柱不适影响怀孕和胎儿的顺利分娩，甚至引起"产后风"的例子如今却越来越多。这一方面与我们的生活方式变化，"动得少、坐得多"容易导致肌肉力量减弱、关节稳定性不强有关，另一方面育龄女性对脊柱保健的认识不足也是重要原因。今天我们就来普及一下孕妈妈们该如何保养自己的脊柱。

临床统计，孕妈妈中出现腰痛的患者比例为40%～50%，即便没有腰椎间盘突出的女性在怀孕后也会遭遇腰痛等困扰。主要原因有两点：第一，怀孕后因体重增加，加重了腰椎的负担。胎儿位于脊柱前方，随着胎儿的发育，腹部负荷逐渐增加，导致身体重心前移，同时会引起脊柱生理曲线的改变。另一方面到了孕晚期（怀孕9个月以

后），随着体内各种激素的改变，椎旁的韧带、肌肉、关节同样会变松弛，导致这些结构对椎间盘的保护能力降低。

 腰椎关节错位的孕妈妈怎么办

孕期及产后的腰痛，80%是由腰椎小关节错位引起的。

做办公室秘书的小马时不时会腰痛，因为症状相对比较轻，加上工作忙请不了假，就一直没去医院就诊。年初她怀孕了，非常开心，然而随着肚子越来越大，她的腰痛也越来越剧烈起来，后来严重到必须扶着身边的物体才能站起来，走路都要扶着墙。

经医生诊断，小马的病是典型的腰椎错位，但由于孕期不宜吃药治疗，后来又经过一番周折才找到专业脊柱医生，用手法复位后得到缓解，并顺利生产。

像小马这样最后能顺产还是相当幸运的。很多孕妇怀孕早期反应不是很明显，只是偶尔感到有些腰酸腰疼，没有引起重视，往往到了难以忍受的地步才去看医生，但那时通常已是怀孕中后期，一般医生不主张治疗，以免诱发流产。结果，孕妇不但要饱受折磨，再加上分娩的疼痛，势必会影响胎儿的顺利分娩。产后创伤未愈、要喂奶的产妇也可能陷入同样的困境：行动不便，还不宜吃药，既影响产妇的身体康复，也容易导致情绪抑郁。

为什么孕妈妈会发生腰椎错位呢？原因主要有以下几个方面。女性怀孕末期，黄体酮和松弛肽两种激素分泌增加，促使骨盆韧带松弛，以便胎儿顺利分娩，但与此同时，腰椎的韧带也会因此处于松弛状态，如果长期姿势不当，就会发生腰椎错位。另外，随着胎儿的发育长大，加上体内的羊水，孕妇腰腹部负担逐渐增加，腰椎自然往前拉伸，也容易发生错位。一旦腰椎生物力学结构发生改变，腰椎间盘的压力就增大，时间久了，还有腰椎间盘突出的风险。

产后出现腰腿痛、下肢发麻的症状，民间称为"产后风"，相当一部分也跟腰椎病有关。分娩后，黄体酮和松弛肽不能立刻恢复到正常水平，往往要经历一个相当长的缓慢过程。因此，坐月子的时候韧带还是相对松弛。在此期间，不良的哺乳姿势、长时间低头、弯腰等都容易导致腰椎关节错位。

为了怀孕和分娩顺利，建议计划怀孕的女性防患于未然。如果平时偶尔有腰痛情况，在怀孕前要通过推拿、针灸、理疗等方法先把腰椎治好。之前没有腰痛的女性也应做腰椎检查，因为可能腰椎小关节错位还没压到神经，暂时没发觉疼痛，如果不加注意，随着怀孕身体的负担加重，就会刺激到神经，导致腰椎病的发生。

育龄期女性还应做好脊椎自我保健措施。首先要保证正确的姿势，不要坐太矮的凳子或太软的沙发，座位的硬度和高度要适中。不要穿高跟鞋，应换上柔软舒适的平底鞋。其次，要注意休息，不要过多弯腰，适当做一些轻微的腰部拉伸动作。特别是白领一族，工作一个小时后要站起来，用手叉腰左右转动一下，伸个懒腰，即使1分钟的运动也可以让腰椎得到放松。

腰椎间盘突出的孕妈妈怎么办

患有腰椎间盘突出症的女性可以怀孕吗？这是普通人很关心的一个问题。一般的腰椎间盘突出症患者，怀孕是没有问题的，孕前可以在医生的指导下做腰背肌的锻炼（在其他章节有阐述），等症状缓解之后，就能像正常女性一样进行孕前准备。即使已经怀孕了，也没关系，注意多休息也助于防止腰椎间盘突出症的复发。

很多人对于腰椎间盘突出症的病情严重程度缺乏正确认识，觉得反正腰不痛了就问题不大，这样显然不行。一般，腰椎间盘突出的轻重要根据突出的部位、大小、临床症状的严重程度等划分，是隆起型、突出型、脱出型，还是游离型，要靠医学影像学判断，除此之外还要结合患者临床表现程度，比如患者的腰椎间盘突出会不会影响其

孕
妈
妈
必
知
的
护
腰
法

157

神经？会不会影响到正常的生活？这样才能做到恰当的评估，从而确定科学、正确的治疗方法。所以，建议准备怀孕的女性到正规医院的脊柱科进行评估后再做治疗，效果事半功倍。

除了怀孕这段时间，新妈妈们在坐月子期间也要保护好腰椎。因为在这个阶段，腰椎的韧带、肌肉、关节还处于松弛状态，这时最好佩戴束腰，多做收腹、腰背肌的锻炼，要充分休息，不要劳累。有腰椎间盘突出的产妇更要多平躺，以减少腰椎受力。

产后腰痛怎么办

王小姐是家里的独生子女，从小娇生惯养，生完孩子以后你让她坐月子，那简直是不可想象的事情。生完孩子第三天就该干什么干什么了，天天窝在沙发上看电视，空调开得还非常低，这不落下一大堆病根，整天喊着腰痛、脚后跟痛、膝关节怕冷，到我诊室去的时候大夏天还带着护膝，说起来后悔得要命，说自己不听老人言，吃亏在眼前。

十个产后妈咪有九个喊腰痛，这也被列为"月子病"之首。骨盆和子宫，是使宝宝出生的最大功臣，它们劳苦功高，经过妊娠和生产，已经疲惫不堪了，如果休息不好，当然会"抗议"了。刚生完宝宝的妈咪，骨盆韧带在一段时间内尚处于松弛状态中，腹部肌肉也变得软弱无力，子宫未能很快完全复位，此时产后妈咪们如果不注意，猛然弯腰拾捡东西，或者因为便秘而蹲厕时间过长，便会牵引、拉伤韧带；同时，因久蹲、久坐，也会造成局部血液循环不畅，使肌肉受压，劳损引起酸痛。

还有些孕妈妈，特别是初产妈妈，在分娩时为了让胎儿顺利通过，往往用力过猛把耻骨联合撑开，损伤了耻骨及其周围韧带。她们通常在产后下蹲、拿重物甚至排便都感到耻骨处有疼痛感，严重疼痛的新妈妈在行走时甚至迈不开腿，用不上劲，有时还会出现尿失禁、子宫下垂、子宫脱位等让人痛苦的情况。

所以产妇应该尽量减轻腰部负担：多备些柔软靠垫，垫在腘窝；睡眠取左侧卧位、双腿屈曲；禁穿高跟鞋；避免经常弯腰，可以准备一个触手可及的台子，盛放宝宝尿布、纸尿裤、爽身粉、护臀油及其他常用物品；厨房架子放在合适高度，便于产后妈咪拿取奶具；童车、童床都要调整到合适的高度，避免抱、放宝宝时过多弯腰；清理房间地板时选用长柄扫帚、拖把。

其次孕妈妈产后也要注意适当活动，产后第一天产妇应保证充足的睡眠和休息，剖宫产的产妇在24小时后就可以起床做轻微的活动，这有利于加速血液循环，促进肠道蠕动，使大小便通畅。从产后10天开始，妈妈们应当在保健医生的指导下做加强腰肌和腹肌的运动，增强腰椎的稳定性，比如手扶桌边或床边，两脚并拢做下蹲、站立运动，每天2遍，每遍5～10次。注意动作幅度不可太大。

此外在多年的临床中发现，女性在怀孕到一定的周数后，受体内激素的影响，骨盆的关节处于轻微的分离状态，以增大盆腔的容量，便于以后分娩，产后骨盆开始慢慢地收紧。在此期间，如果骨盆位置不正，就会形成骨盆的畸形恢复，随之会对脊柱产生影响，有的甚至会形成脊柱侧弯、旋转等情况，对脊神经、周围神经、自主神经等诸多神经产生压迫。脊柱是人体除大脑以外的又一个调节支配中枢。受压迫后，神经所支配的相应组织器官就会出现功能性障碍。临床中辅助检查很难发现有价值的阳性指标。既然本病是骨盆移位造成的，那么临床上针药效果不佳，就不足为奇了。

在治疗上，预防胜过治疗。一般在分娩后10天(顺产)就要求产妇下床锻炼，有意识地诱导骨盆进入最佳的复位状态。姿势要采取中立位和平衡的姿势，如果姿势不平衡，骨盆就会畸形收缩复位，时间一久，就很难复位治疗。所以如果错过了预防的时间段，治疗上宜越早越好。治疗骨盆关节的错位，只需辨清关节移位的方向，相应复位即可，复位后还需平衡运动锻炼一段时间，以巩固正确位置。

孕妈妈必知的护腰法

脊柱养护·骨盆篇

摔个屁股蹲儿千万不要觉得是小事

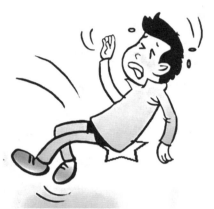

摔个屁股蹲儿不是小事

　　患者小文给我介绍病情的时候一直支支吾吾的，觉得很不好意思。经过开导，她终于叙述了自己的病情，说是两年前的一天晚上下楼梯不慎摔倒在楼梯上，屁股后面刚好硌在楼梯的棱上，当时感觉很痛，检查后才发现是尾骨骨裂，大夫很不以为然地说这一块没太大用处，回去用点活血化瘀的药物就行了。过了一段时间她确实感觉不疼了，但是现在一遇上冷天气或者下雨天气，尾骨的部位就又会疼痛得厉害，有时左脚也会疼痛，更糟糕的是接下来的四五年，她相继出现头痛、失眠、抑郁、记忆力下降、食欲不振，体重骤降了5千克，看病、体检多次也未查出个中端倪。了解到是尾椎损伤的问题，我对她进行了3次脊柱矫正调理，困扰该女孩多年的诸多毛病居然一扫而空。

　　那么，尾骨到底有没有用呢？我今天就给大家普及一下这个不起眼的医学知识。

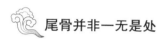 **尾骨并非一无是处**

尾骨是人类进化后的"尾巴"所残留的部分，外形是三角形，由后面的3～5块尾椎接合而成，与上面的骶骨形成关节。它是脊柱中最不发达的部分，代表尾巴的退化器官。

然而，尾骨表面上看很不起眼，但内藏玄机。从神经解剖来说，尾骨前面有奇神经节的贴附，当尾骨急慢性损伤刺激了奇神经节，会反射性引起内脏功能的紊乱。以中医经络学说解释，尾闾骨端下有督脉起点穴——长强穴。督脉为阳经之海，若其源头损伤受阻，则会出现阴阳失调，杂病丛生。尾椎骨损伤后逐渐出现的症状通常有：头晕目眩，心烦胸闷，下腰部酸困，慢性泄泻，眼睛干涩，眼袋突起，脸色苍黄，中午昏昏欲睡而不能入睡，额部皱纹增多，脸上长黄褐斑。

尾骨的其他作用还有，在我们打喷嚏、咳嗽、呕吐、排尿、提举重物、向前弯腰的时候，尾骨的肌肉会协助提升腹腔内的压力，使这些动作顺利进行。

 摔伤尾骨怎么办

导致尾椎创伤的原因主要有两大类。

第一种是生育。女人生孩子的时候，尾骨会被挤到骨盆后面去一点，因为用力不当，或者胎位不正，可能就把它挤坏了或者挤歪了。因此有些女性在生产之后出现腰疼、尾椎疼，有必要检查一下是不是由尾椎问题引起的。

另一种是外伤。常见的外伤是跌伤，基本姿势就是那种不小心一屁股跌在地上的"屁股蹲儿"，也可能是摔个四仰八叉，总之臀部最先着地，受力最猛，极容易伤到尾骨。

尾骨损伤一般情况下不需要特殊治疗，就是注意坐姿及睡姿就可以了。不要坐的时候太后倾，坐软卧垫。睡觉也是，以侧睡为主。局部可以敷一点药膏。疼痛明显也可以服用消炎止痛药。

尾椎软组织损伤、轻微骨裂缝的，可直接用中药接骨散外敷治疗。局部给药，能快速渗透到损伤的部位，止痛消肿，活血化瘀，接骨续筋，达到治疗目的，而且安全可靠。

尾骨骨折严重错位的、脱位的，不妨试一试下面这个方法。医者须戴无菌手套，经肛门复位，效果非常好。医者一手固定患者骶部，另一手食指伸入患者肛门内，拇指抵在患者骨折部，当食指摸清向前移位的远端段时，用力向后推顶，即可复位。复位后，用接骨散外敷治疗以预防后遗症的发生。

此外，尾骨损伤还有另外一些不太常见的原因，比如由于人们长时间看电视时，始终保持一个姿势，会出现不同程度的尾骨部疼痛症状，有时向臀部和大腿放射，俗称电视尾骨病。因此，看电视时，要注意适当活动腰部，不要始终保持一种姿势，这是防止电视尾骨病的根本。

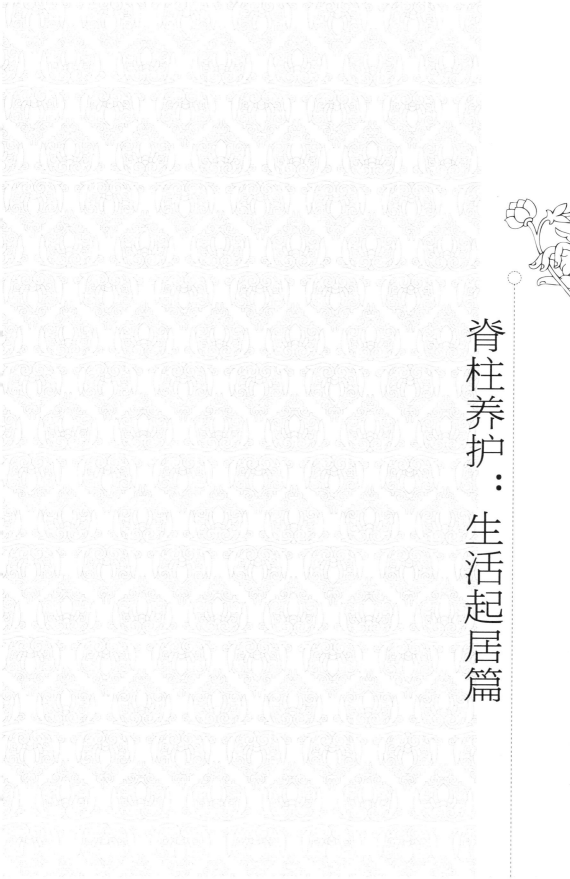

脊柱养护：生活起居篇

走路是需要训练的一件事情

行、立、坐、卧是我们日常四大基本姿势，其中，"行"是每天动作次数最多、运动量积累最大的动作。所以，脊柱积累性的运动损伤，主要来自于行走的不正确动作。

在一次做电视节目时，主持人一直在向我抱怨自己的腿长得不漂亮，说别人讥笑她是"大象腿"。于是，我帮她做了一个检测，发现她的站姿和走路的姿势都有问题，尤其是为了优雅踮着脚走路的姿势是她变成"大象腿"的主要原因。

有些女孩子喜欢踮着脚尖走，脚尖过于用力，会使膝盖因为脚尖用力的关系而加力于腿肚子上，而导致"大象腿"。还有的女孩子喜欢踢着走，比如有些人因为怕地上的脏水弄脏鞋子或裤子，会有一种习惯就是踢着走。踢着走的时候身体会向前倾，走路时只要脚尖踢到地面，然后膝盖就一弯，脚跟就往上一提。所以，走路的时候腰部很少出力，很像走小碎步一般。如果你有踢着走的习惯，最好小心，因为这个步姿会令整个腿部变胖。

不良的走路姿势

其实在现实生活中还有很多不良的走路姿势，我们一起来看一下吧。

长期坐在办公室，不经常走路的人喜欢用含着胸头往前探的姿势走路，整个重心落在脚后跟上，这种人的典型特点就是经常腰痛，大腿一直很粗减不下来，长时间还会形成足跟痛。

有些人走路跟走在不平的路上一样，一脚深一脚浅，似乎两条腿不一样长，其实是因为骨盆发生了倾斜，导致两侧的肌肉不均衡，长时间走路会出现一侧的腰痛，所以这一类患者尽量避免单侧提重物。

有些人是骨盆发生了旋移，所以走路姿势很怪异，不是向前而是斜着，长时间会引起腰痛、膝盖疼痛，两侧肢体力量不平衡，一腿粗一腿细，一边屁股大一边屁股小。坐的时候喜欢跷二郎腿，因为不这样的话会觉得很不舒服。

还有些女孩子喜欢故意模仿日剧中的清纯女生，内八字走路，长久维持内八字走法，会造成"O"形腿。外八字走法会使膝盖向外，不但失掉了气质，连腿形也会变丑，甚至产生"X"形腿。

走在大街上还不难发现，许多人走路习惯于自然松垮状态，使脊柱、颈椎无端受累，这都是不正确的走姿。

正确的走路姿势

正确的走姿应该是这样的：放松肩膀，并随身体摆动；站得笔直，胸部微微挺起，同时背部要直；以胳膊肘为轴弯曲胳膊90°，并与腿一起摆动，这种姿势可以平衡我们的身体；拉下下巴，保证脖子处在一种自然的位置上，这有助于支撑头部并可以

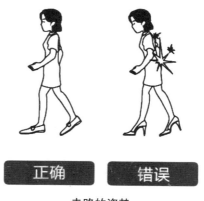

正确　　错误

走路的姿势

预防脖子疼痛；检查臀部是否水平，膝盖指向前方，骨盆收拢于躯干的下方；检查步子是否均衡用力；不要让头偏向一边，要让它挺直；肩膀不能松垮下来；不能脚趾先着地，应先让脚后跟着地，然后感受地面对自己脚的压力，进而脚趾落地。行走时牢记站立的要点，双手微微向身后甩。双腿夹紧，双脚尽量走在一条直线上。

正确的走姿应在正确的站姿的基础上进行。头一个月最难坚持，

如果你能坚持练习3个月，那么正确的站姿、走姿将使你的脊柱终生受益。

尽量不要通过爬楼梯来锻炼身体，实在需要爬的时候，也要保持正确的站立姿势。上半身保持垂直，目视前方；千万不要看着脚下的阶梯，导致身体重心向前倾。抬膝时，应让自己的双脚平稳踏实地踩在阶梯上，利用大腿的力量推蹬，将身体向上送。

走路也需要训练

走路也是需要训练的，下面我们有意识进行一些训练。

1. 学会用心感受自己的运动工具

（1）单腿闭目站立训练法：在其他章节有专门阐述，此处不再赘述。

（2）闭目前行：画两条线，训练两脚脚尖朝前向前走，等到熟练后学会闭目前行，注意要大关节带动小关节。

2. 强化牵拉走路需要的肌肉和韧带

（1）强化腹横肌：起始位置是屈膝膝盖贴近胸，然后慢慢伸腿，保持腰椎始终贴地，控制不了时把腿收回来，共30次，可以分5~6组完成。这个动作是走路和跑步的基础，可以维持躯干稳定。

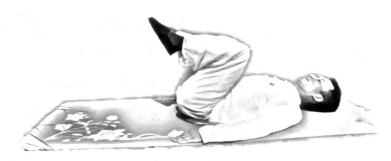

强化腹横肌

（2）牵拉髂腰肌：本动作拉伸的是髂腰肌在内的肌肉筋膜链，图中是拉左侧：左脚向左侧翻，左侧腹部、臀部用力收紧，左臂顺着躯干向上延伸，左手外旋掌心向后或向左，保持抬头、抬下巴。每侧3组，每组维持30秒。

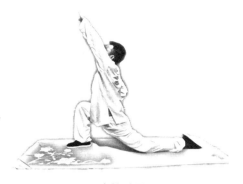

牵拉髂腰肌

（3）矫正骨盆旋转：本动作可以用来纠正骨盆过度旋转，拉伸的是包括髂胫束和腹斜肌在内的螺旋链。每侧3组，每组维持30秒。

（4）矫正长短腿：多练习此动作，特别是加强感觉比较紧张一侧的锻炼。每个动作3组，每组维持6～9次深呼吸。

注意，上面几个动作都同样适用于走路、跑步或者绝大部分需要足部支撑的动作。勤加练习，骨盆所产生的隐患就会被扼杀在萌芽之中。

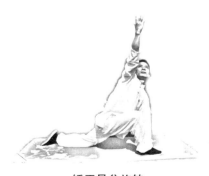

矫正骨盆旋转

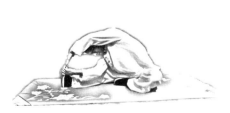

矫正长短腿

脊柱养护·生活起居篇

好站姿，好气质，好健康

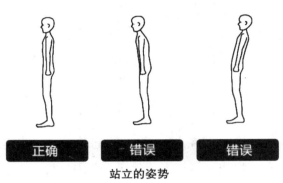

站立的姿势

错误的站姿

（1）正面看高低肩，高低髋（出现长短腿），足内外翻，重心不是落在两脚之间，而是过多偏向一条腿。

（2）侧面看：头前倾，驼背，膝盖超伸，非常像颈部前伸的长颈鹿。当肩、髋与踝等3个关节侧面的最突出处位于同一垂直连线上，耳朵却落在此连线的前侧。这个姿势在医学上被称为上交叉综合征。一段时间之后，不仅脖子前侧、两旁与颈部后侧的肌肉会非常酸痛、紧绷，也会不自觉耸肩，而间接增加颈椎与胸椎的压力。因此，相当容易有颈部肌肉僵硬、手臂发麻无力的现象。

（3）站立时腹部前凸，多属于现代医学常常称呼的下交叉综合征。如果肩关节落在髋与踝连线的后方、头颈部略为前倾，就属于腹部前凸加长颈鹿型。此类型站姿的人除了颈部肌肉常僵硬、酸痛外，更会觉得腰部后方受到挤压。

这些错误姿势都会导致疼痛、脏腑不适、运动损伤等，甚至引发心理健康问题。

检查你的站姿正确吗

检查的方法很简单，先以自己最习惯的方式站立，再请家人或朋友协助以相机拍照，正面一张，侧面一张就好。我们可以在正面照片上，从胸骨拉一条直线延伸至头部到足部。这条线是否将你平均的一分为二？头部偏向一边，还是臀部偏向某侧呢？然后在侧面照片上同样地画一条垂直线，检查肩部、髋关节与踝关节的相对位置，看看自己的耳朵有没有在肩部与髋部的连线上，站立时有没有驼背、腹部前凸的不良姿势。

 正确的站姿

（1）基本姿态正面观：从正面看，5条线，即双耳连线、双肩最高点连线、双侧髂前上棘连线、双膝连线、双踝连线都与地面平行。站桩里经常说的"双目平视，下颌微收，含胸拔背，坠肘沉肩"等，就是在描述人体的基本站态。传统武术讲拳架不能丢，架子指的也是这个身体姿态。

（2）基本姿态侧面观：耳垂、肩峰、股骨大转子、膝盖外侧、足底后1/3连线与地面垂直。如果有偏离的话就是脊柱出现了问题。

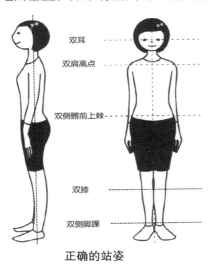

双耳
双肩高点
双侧髂前上棘
双膝
双侧脚踝

正确的站姿

好站姿，好气质，好健康

日常生活中的姿态注意是非常有必要的

这部分其实比练习本身更重要，因为实际训练效果要保持下去贵在日常的自我监督。站姿需要注意几点：

（1）重心不能左右偏移，始终在双脚之间。

（2）重心不能前后偏移，始终落在脚的后1/3。

（3）足趾要有意识抓地，让足弓稍微顶起来，但是不能出现明显动作。

（4）膝盖和脚尖的方向始终一致，膝盖不能伸过直也不能左右偏移。

（5）臀部和腰腹要有意识收缩，让重心尽量高，但是不能出现明显收缩动作，否则会影响呼吸。

（6）肩要保持下沉向后稍微收回，自我意识锁骨向两端延伸，让胸腔打开。

（7）下巴稍微回收，保持头落在肩的正上方，不要过度前倾。

你可以每天花10分钟站在镜子前练习这几点，也可以在走路的时候时刻注意这些问题，3个星期之后你会意识到有些部分不需要你去注意就会自动实现了。

坐着比站着对腰好吗

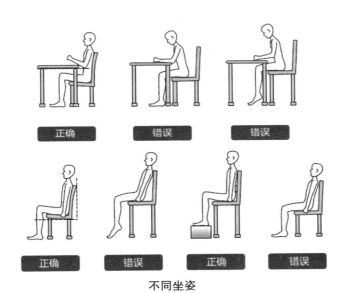

| 正确 | 错误 | 错误 |

| 正确 | 错误 | 正确 | 错误 |

不同坐姿

人们在生活中可能都会有这样的体会：下毛毛雨时，不会去躲雨或打雨伞，却在不知不觉中发现全身衣服已经湿透；下大雨时，则会自然地想到躲雨或打雨伞，反而不会被雨淋。这只是日常的一个普通现象，却足以形象的比喻我们对脊柱的使用——经常采取不正确的姿势，当时没什么感觉，但长此以往就会对脊柱造成致命的影响。

"坐"是人体主要的运动方式之一，如吃饭、看电视、看报纸等都是以坐姿为主；在工作中，多数人也都是以坐姿为主。所以如何坐就是值得我们深究的问题。

我们的先人在很早以前就注意到坐姿对人的脊柱健康有很大的影响，比如说要"坐如钟"，就是指将臀部作为身体的基底座，臀部以上就成为一座整体的"钟"。但生活中仔细观察，你会发现每个人的坐姿动作都不一样，因而对脊柱的使用情况也是不一样的。有的人坐得笔直，有的人坐得歪歪扭扭，有的人坐得松松垮垮，还有的人不跷着二郎腿就坐不住。

俗话说"站有站相、坐有坐相"。好姿势带来的最直观好处，就是让你更有气质：笔挺站立，你会显得更苗条、高挑；肩膀挺直坐着的人，看上去放松而且充满自信，瘫坐在椅子上的人看起来懒散、冷淡、有距离感。好姿势还可以提升骨骼健康。不良的坐姿会将多余的压力都集中在脖子和脊椎上，时间久了，可能产生轻微的背部疼痛；不良的走姿、跑姿还容易使关节磨损，脊椎也会因此受到来自四面八方的"坏压力"，从而压迫神经和血管。好姿势还能让内脏"松口气"。不论坐、站立，还是睡觉时，只要姿势正确，内脏就能舒服地在体内"安家"。比如说，挺直肩膀站立时，胃部自然放松，能够减少腹痛。相反，如果弯腰驼背，脊柱就会扭曲，挤压到内脏。

少林寺养生非常重视姿势的调整，认为不良的姿势是造成身体损伤的很重要因素。因此有站如松、坐如钟、卧如弓、行如风的四威仪，是每一个僧人修行当中的必然操守。下面讲讲如何正确地坐。

正确的坐姿

正确的坐姿依次是下巴和头收回，两侧肩胛骨向后收缩，大臂稍微外旋让胸打开，同时肩胛骨下沉尽量让锁骨拉平成一条直线。脊椎拉直让上半身重心落坐骨上，腰腹保持一定程度的收紧来维持脊椎正直的姿势。脚落膝盖正前方，双脚、双膝都冲正前方。

坐下的姿势：坐下的动作要缓慢稳定。坐下的时候腹部与背部的肌肉也要稍微用力，让自己处于挺胸、腰背部略为挺直的平衡放松状态。不要一开始坐下就过度用力挺直背部，否则10分钟以后，就会因为疲劳而变成一个全身瘫软、无精打采的坐姿。

起身的姿势：从椅子上起身站立时，不应运用腰背部的力量来摆荡、晃动身体以增加往上撑的力量；应先将臀部挪到椅子边缘，使身体躯干略为前倾，然后手撑在扶手、座椅或桌子上，大腿用力蹬，将上半身撑起。

如果你有决心改正不良坐姿，那就从每晚看电视时做起，时时提醒自己，将双手置于双腿上，手掌心向上，这样使双肩外展、下垂，可以纠正不良习惯。同时，还要注意"拔颈收颌"，尽可能地使下巴朝颈部收，有颈部往上拔的感觉。有颈椎、腰椎毛病的人最好不要坐沙发，或坐沙发时间不宜太久。可以选择有靠背的木凳子，上面加个海绵垫。坐的时候，应该将臀部尽量贴近椅背，收腹，保持腰背部挺直。

 长期用电脑，应该怎样坐

对于信息化社会的现在，我们越来越依赖于电脑来参与工作，很难想象如果没有电脑我们会怎么对待日常的生活和工作。那么对于长期坐在电脑前的人来说，保持合理正确的坐姿就非常重要。

（1）在电脑前工作是一种坐着的方式，这就意味着肌肉在工作时没有得到锻炼，最易让颈部和背部受到损伤。很重要的一点是，办公桌椅很关键，椅面太柔软、坐着时会使臀部有下陷感觉的椅子，其实是不合格的；椅面稍硬、高度与膝盖至地面等长，而且当深坐到椅子最里侧时，脚底板能确实地踏在地面上，这才是坐椅最佳的高度。至于椅背方面，其向后倾斜的夹角在110°～120°最适当，这样才可以确实地撑住背脊弯曲的部分。座椅如果附有扶手更好，不过为了让上半身能较为贴近桌子工作，最好选择扶手较短的椅子。桌子的高度，最好是坐高的1/3左右加上座椅高度。如果因为座椅太高而导致脚掌无法踏到地面，可以在脚下垫个踏板，以弥补自身高度不足。

即使桌椅高度完全合乎标准，长时间维持同一个工作姿势也是不

坐着比站着对腰好吗

好的。最好每40分钟起身一次，活动活动筋骨，再继续投入工作。

（2）如果显示器稍微偏左，就会使得左边的颈部肌肉紧绷，而右边的肌肉得到伸展，这种失衡会导致头部右偏，反之亦然。所以，电脑显示器必须依正中线放置。换句话说，必须直接放在键盘的后边，因为键盘的中线肯定和显示器以及人身体的中线是一致的。

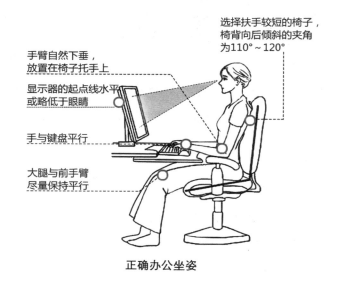

手臂自然下垂，放置在椅子托手上

显示器的起点线水平或略低于眼睛

手与键盘平行

大腿与前手臂尽量保持平行

选择扶手较短的椅子，椅背向后倾斜的夹角为110°～120°

正确办公坐姿

（3）还有一点很重要，显示器不能安装得过高或过低。显示器上的起点线必须与你的眼睛保持在同一水平面。如果使用者必须频繁地看键盘或桌上的纸张的话，显示器的起点线就应该再调低点。

要检测显示器是否安装得恰当，你只需要做一个简单的测试。首先，记住显示器上你要经常看的那一点，然后闭上眼睛。慢慢地做几次头部上下运动。当头部运动到你感觉舒服的位置时，停住不动，睁开眼睛。如果显示器安装得合适的话，你的眼睛就刚好定格在之前你记下的那一点上。

（4）通常在工作的时候你必须频繁地先看显示器，再看键盘，然后又回到显示器上，如此反反复复，一天下来，你会感觉颈部疼得厉害。为了避免发生这种情况，键盘放置的角度应是前部末端低于后面的。而且，键盘必须低于使用者的肘部，使肘部折叠角度必须有90°或稍大。手、手腕及肘部应保持在一条直线上，任何一点都不该弯曲。

（5）大腿应尽量保持与前手臂平行的姿势；脚应能够轻松平放在地板或脚垫上；如果椅子本身没有护背曲线，请你马上去买一个护背垫。

 ## 盘腿不一定是好姿势

这些年周围很多人受各种影响爱上了盘腿这个坐姿，有些可能是受到佛教信仰影响，有些则是受到日韩剧的影响，不但睡起了榻榻米，还习惯了回家盘腿坐。我就有一个老哥哥把自己家的大飘窗变成了茶台，下班后优哉游哉地沏上一壶功夫茶，一坐就是一两个小时，肠胃舒服了，脊柱可是受损伤了。这不几个月不到，腰肌劳损复发又到医院来治疗了。下面我就聊聊盘腿坐。

就腰椎的形状来说，盘腿而坐其实与坐沙发一样会让腰部向后弯曲，所以算是较容易让人感到疲劳的坐法。至于双腿跪坐会使腰部稍稍向前倾，上半身则向上伸直，比起盘腿坐更接近自然的姿势，所以是一种比较好的坐姿。不过无论如何，长时间维持同样的姿势都是腰痛的主要原因，所以无论是盘腿而坐或是双腿跪坐，都应该在臀部下铺上坐垫，并且偶尔要变换一下坐姿，才能减轻腰部的负担。此外，斜坐或是坐时跷脚都会使骨盆处于倾斜状态，因此都不算是好的坐姿。

 ## 选择合适的桌椅很重要

选择合适的桌椅有助于保持较佳的坐姿。

（1）选择一张有椅背、让腰部不悬空、坐垫深度适当的椅子。

椅子的高度：使自己的大腿与地面平行，膝盖弯曲约90°，双脚可以平稳地踩在地板上或脚垫上才算是适合的椅子高度，这样的高度可以增加身体的稳定性，减少躯干的用力。

椅背的高度：椅背对背部有支撑作用，适当的椅背高度约在肩膀下方，并应符合人体脊柱曲线的弧度稍微往后倾斜以保持脊柱的曲线。如果椅背没有适当的弧度让背部完全平贴，可以在腰部放一个靠垫，填补腰部的空隙并给予支撑。

椅面的深度：尽可能坐满整个椅面，适当的椅面深度可以让臀部自然靠贴在椅背，双脚轻松平踩在地板上，身体可以自然贴近椅背。椅面太深时，会变成军队中士兵坐板凳前1/2或1/3的坐法，背部无法自然靠在椅背上；若要靠在椅背上，身体则会过度后仰，这两种姿势都容易引起肌肉的过度用力与疲劳。

（2）座椅与桌子的高度要匹配，桌子的高度要符合个人不弯腰低头的需求，椅子则应尽量靠近桌子。调整桌椅高度4要点：

大腿平行——大腿与地面平行，膝盖弯曲约90°，身体与大腿夹角90°，双脚平稳踩在地板上。

不弯腰——躯干保持在臀部上方，避免前倾与后仰的姿势。

不低头——头部、颈部与躯干保持在同一垂直线上。避免头部落在躯干的前侧。

找支撑——利用椅背及腰垫支撑背部。

（3）保持头部、颈部在同一垂直线上，并时时提醒自己15～20分钟就要略微活动或变换姿势，避免同一姿势太久而累积过多的压力。也就是说，即使是适当的放松坐姿，长时间下来，背部肌肉仍会有疲劳产生，所以要选择良好的座椅，利用椅背提供依靠，让长时间承受压力的背部得到支撑，并分担肌肉的力量。

另外，尽量不要瘫坐在沙发上，因为肌肉在没有出力的状况下，全身的压力将会由关节与骨骼承受。坐沙发时，腹部与背部的肌肉也要略微用力，也可以在腰部凹陷处放一个腰垫或抱枕来加强对腰部的支撑。

为了有好的坐姿，训练需从一点一滴"坐"起：训练餐桌前的坐、电脑前的坐、电影院的坐、看电视的坐、乘公交车的坐、乘飞机的坐、乘船的坐、街心公园的坐……习惯成自然，优雅的坐姿就是这样塑造而成的。

 坐着工作对腰部造成的负担比站立工作要小吗

"坐着工作对腰部造成的负担应该比站立工作来得少！"一般人容易有这样的误解，其实不然。坐着时对腰部造成的负担，其实比站立时多出40%。

许多人因为上述错误的观念，不以为然地坐在办公桌前面对电脑持续工作数小时之久，而且姿势几乎没什么变动。因为肌肉一旦长时间维持同一个姿势不变，就会导致血液循环不佳而变得僵硬，所以只要长时间坐在办公桌前工作，就会造成颈部及肩部酸痛，还可能引出腰痛的毛病。

多数的上班族都是属于坐式办公，不仅每天坐在办公桌前埋头苦干，还耸着肩看电脑，侧着头听电话，又弯着腰处理文件，这样一整天下来背部肌肉被拉得长长的，导致肌肉弹性疲乏，酸胀不已。其实，不当的坐姿比不当的站姿、睡姿更不利于脊柱的健康。

有研究指出：

轻松站立时，腰椎所承受的压力就是自己体重的重量。

平躺时，腰椎只承受1/3体重的重量。

正坐且不靠背时，腰椎的压力约为2倍的体重。

坐着且身体向前倾斜20°时，因为腹肌不需用力，使背部肌肉必须像是拉紧的弓弦，用力拉着整个上半身，然而这样的姿势对于腰椎与背部肌肉的压力，高达3倍体重之多。

到这里你还认为坐着比站着对腰好吗？

脊柱养护··生活起居篇

侧龙卧虎仰摊尸，哪种睡姿更适合你

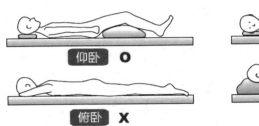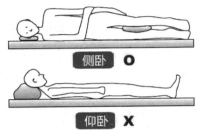

不同睡姿

中医养生曾经讲过"饮食有节，起居有常，不妄劳作"，只有做到"和于阴阳，调于四时"，才能"终其天年，度百岁乃去"！

战国时名医文挚对齐威王说：养生之道把睡眠放在头等位置，人和动物只有睡眠才能生长，睡眠帮助脾胃消化食物。所以睡眠是养生的第一大补，人一个晚上不睡觉，其损失一百天也难以恢复。

老百姓也常讲："药补不如食补，食补不如觉补。"意思是人要顺应自然的规律，跟着太阳走，即天醒我醒，天睡我睡，养成早睡早起的生活习惯，不要跟太阳对着干。

现代医学也认为好的睡眠对于脊柱的养护意义非凡。美国加州洛杉矶运动与脊柱研究中心的整形外科医生胡曼·梅拉米德博士说："有80%的人群在某个阶段会受到后背疼痛的困扰，睡觉姿势常常引起或加重了他们的后背疼痛问题。"这就表明，睡眠姿势不当会引起后背和脖颈疼痛、胃病等。

从上述我就看出自古到今关注健康的人们对睡眠都是顶顶重视的，那么今天我们聊一聊睡眠姿势。

现在大家公认的正确的睡觉姿势应该是向右侧卧，微曲双腿。这样，心脏处于高位，不受压迫；肝脏处于低位，供血较好，有利新陈代谢；胃内食物借重力作用，朝十二指肠推进，可促进消化吸收。同时，全身处于放松状态，呼吸匀和，心跳减慢，大脑、心、肺、胃肠、肌肉、骨骼得到充分的休息和营养供给。当然，对于一个健康人来说，大可不必过分拘泥自己的睡眠姿势，因为一夜之间，人往往不能保持一个固定的姿势睡到天明，绝大多数的人是在不断变换着睡觉的姿势，这样更有利于解除疲劳。

然而，在睡觉姿势的选择上，我们的老祖宗是很讲究的，一直有"侧龙卧虎仰摊尸"之说。所以我们一般将睡姿分为仰卧、侧卧和俯卧3种。

仰卧

即"仰摊尸"，也就是人仰面朝天躺在床上，无拘无束，这种睡姿是最健康、最自然的睡姿，也是最舒服、最能睡得"死去活来"的睡姿。当人仰卧时，后背部的督脉和膀胱经紧密接触于床面，使其所支撑和悬挂的五脏六腑处在一种很平静自然的状态，这样气血就能通过人体经脉周流全身。同时仰卧也能很好地支撑头颈部和背部，所以是很好的睡姿。仰卧睡的时候，可以在双下肢下方垫一软枕，以使双髋及双膝呈屈曲状。这种体位的卧姿可以使全身的肌肉放松，并使腰椎间隙压力明显降低，减轻椎间盘后突，降低髂腰部肌肉及坐骨神经的张力。这种卧姿对患有腰椎间盘突出症或伴有坐骨神经痛症状的其他下腰部疼痛的人最为适合，但是不适合有哮喘和睡觉打鼾的人。

侧卧

即"侧龙"，也叫侧身睡，是很多人通常采取的睡姿，在仰卧时很容易转为侧卧。因为肝经在人体两侧，侧卧的时候，不管是左侧卧还是右侧卧，都能养肝气。人一侧卧，血自然就归到肝经里去了，"肝主藏血"，血一归到肝经就能安静入睡了。侧卧时需确保枕头能给肩膀足够的支撑，如果枕头过低，头部会向下倾斜；枕头过高，头部会很不舒适地被拉伸；过高和过低的枕头都是非常不适的。根据每个人的肩膀宽度不同，侧卧时女性枕头高度在7~12厘米，男性枕头高度在11~14厘米，这样才能填补肩部以上的空隙，让头颈部得到完美支撑。侧卧位时将双髋双膝关节屈曲起来，就是古人说"卧如弓"，如果在两腿之间夹一个小枕头会更好，它可以有效消除腰部的后伸，减少腰痛的发生。侧卧有利于你身体的全面健康——能缓解打鼾症状，也有拉长脊柱的效果。但如果你是孕妈咪，向左侧卧再适合不过了，这是让血液流畅的最理想睡姿。

不正确的侧卧姿势：侧卧睡的同时把膝盖抬向胸部，即胎儿式。胎儿式看似舒服，但会导致脖颈和后背疼痛，出现皱纹和胸部松弛下垂。胎儿式还会导致后背和关节扭曲变形，特别是当睡觉者把膝盖和下颚过分塞近胸部时。

 俯卧

即"卧虎"，也叫趴着睡，睡姿如老虎俯卧。传统认为龙是肝，肝主血；虎是肺，肺主气，强调趴着睡能养肺气，可以增强肺脏机能。但对于颈椎病患者或有颈背部不适者来说俯卧是一种最差的睡姿，这种睡姿不仅对颈椎和腰背部造成过多的压力，也会对胃部的肌肉产生压力，正所谓"胃不和则卧不安"。俯卧时会导致头颈部长时间转向侧面（以便能够呼吸），致使颈椎胸锁乳突肌、斜方肌和肩胛提肌长时间处于高度紧张的状态，这是引起落枕的主要原因之一。但是这种姿势并不是一无是处，至少它可以有效地减少打鼾。如果你长期被打鼾所困扰，那选择俯卧姿势可能对缓解这一症状会有帮助，因为面部朝下会让呼吸道打得更开。当然，如果能买一个床头头部开口的按摩床，趴着睡觉也未尝不可。

　　许多人通常是在开始睡觉时保持一种睡姿，但在半夜会转变为其他睡姿。其实最佳的睡姿是让你感到最舒服的睡姿。如果仰卧使得你打鼾更加严重，那么不妨采取侧卧的姿势；当然如果你有俯卧的习惯但又想避免俯卧的话，可在你身体的侧面放上枕头以防俯卧。

　　睡觉是人体自我修复的过程，所以一定要找到最合适最舒适的睡姿来达到最佳的睡眠质量，同时还能更好地保持我们的颈腰椎脊柱系统处于良性状态。

侧龙卧虎仰摊尸，哪种睡姿更适合你

睡硬板床对身体比较好吗

记得刚刚毕业到医院实习的时候，经常听到带教老师跟腰椎间盘突出的患者交代回家练小燕飞、睡硬板床，听得多了就像圣旨一样印在自己的脑海中。当自己成了医生以后，比葫芦画瓢，也会对腰椎间盘突出的患者嘱咐回家练小燕飞、睡硬板床。似乎这样才会体现我水平比较高。其实睡硬板床是什么感觉、小燕飞应该怎么练，说实在话自己都没有好好的揣摩过、实践过。

直到有一天一位患者很不情愿地对我说：大夫，你说回去让我睡硬板床，我也觉得睡硬板床好，特别是对患有腰椎间盘突出症的人来说。可是我为什么一睡硬板床，腰痛得就更厉害了呢？那一瞬间，让我忽然对自己下的医嘱产生了怀疑，是不是睡硬板床对人的身体真的很好？经过深入研究和实践，终于发现我犯了经验主义的错误。

人的脊椎成S形，床太硬就不能维持脊椎的正常曲线，腰部得不到支撑，起床后会腰酸背痛。所以，常常有人说一觉醒来，骨头如同散架一般。医生说要睡硬板床，患者就理解为直接睡在硬板上了，其实我们应该告知患者医学上讲的"硬板床"，是指在硬板床上还要铺一层垫褥。铺设的垫褥也有要求，太薄也不行，要保证褥子压下去以后，身体和床板还有5厘米的隔层，所以垫褥的厚度大约为10厘米。

适宜床铺的标准

（1）适宜床铺是能够让自己在任何姿势下，脊柱都能够保持相对的平直舒展，如在侧卧时，能让脊椎保持水平；在仰卧时，保持腰椎正常的生理前凸。

（2）床铺宜宽大，长度至少比就寝者长20～30厘米，宽度至少比就寝者宽30～40厘米。

（3）对于孕妇、婴儿、老人、腰部有疾病的患者等更应该有针对性地选择舒适的睡床，总体保持软硬适中。

对于腰椎间盘突出患者和正在发育的孩子来说，睡铺褥子的硬板床和比较硬的席梦思床都是可以的，但不是所有人都能睡硬板床。比如，驼背的病人就需要睡软一点的床，否则身体会非常难受。

对于正常人来说，也不宜睡过于柔软的床。这是由于人一天24个小时，有1/3的时间在睡觉，合适硬度的床对身体的姿势能起到调节作用。如果床过于柔软，就相当于身体长时间被动"浸"在床垫里，人体体重的压迫会使床中间低、四周高，进而影响腰椎正常的生理屈度，造成腰部肌肉和韧带的收缩、紧张，增加脊椎周围韧带和椎间负荷，容易引起腰痛，严重者甚至导致椎间盘突出等病症，此外肌肉得不到放松，胸腹内脏易受压迫，人也得不到充分的休息。

可见，过硬的床铺和过软的床铺对于人体而言都是不适合的，长期使用都不利于保障充足的睡眠和身体的健康。

睡适宜床铺的好处

（1）保持脊椎的正直和正常的生理弧度，使劳累一天的脊柱彻底放松下来，为第二天精神饱满的工作学习充好电。

（2）改善睡眠质量，有效消除白天忙碌一天所形成的疲劳，使人第二天精神焕发，焕然一新。

（3）睡眠的好坏与人体免疫力有直接的关系，睡在舒适的床铺上能够有效地提高人体免疫力，形成强大的抵抗疾病的能力。

因此，为了脊柱，为了健康，为了生活，让我们选择一款合适的睡床吧。

睡硬板床对身体比较好吗

把脊柱养护贯彻在做饭中

当我给朋友讲做个饭也要讲究脊柱养护的时候，很多人会觉得大惊小怪，这样小的工作强度怎么会对脊柱有损伤呢？其实在临床当中发现，很多腰酸背痛还真跟做饭大有关联。俗话说：千里之堤，溃于蚁穴，平时一定要注意小动作才不会造成大损伤。

 提菜回家有讲究

当买的菜数量比较多的时候，不要图省事全部放在一个袋子中，尽量分开用两只手提着，这样的话能够保持脊柱的平衡，不容易使脊柱周围的肌肉疲劳。当然更科学的是，假如我们惯用右手，当两手都有物品时，应左手重一些，右手轻一些，双手负重比例以6：4或7：3、8：2、9：1来变化，达到强化左手的目的。

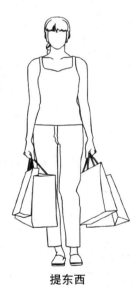

提东西

提菜行走时要注意挺腰直背，胳膊也要伸直。因为要消减大关节负重就要用挺伸法，否则就不可能将负重力延伸出去。

脚步抬起走路，不要拖着脚，这样不利于力的缓冲；在两脚迈步交换时，负重也会随动作冲减。

小手指也可帮助提菜，这是很多人忽略了的。因为增加了小指的合力，原来提菜的几个手指会立刻感到重量减轻，整只手也会感觉轻松不少，既可减少疲劳，又是对肌肉群组织的一种强度训练。

洗切、炒菜有讲究

洗菜时应双脚平开站立，且脚尖交替用力。芭蕾舞演员的腿部线条为什么那么漂亮？就是因为踮起脚尖时，脚部肌肉尤其是小腿肌肉能得到很好的锻炼。另外，踮起脚尖时，脚弓是一个反弓状，力量在弧形面得以最大的分散；同时腰背部也始终是角度大小不断调整的反弓状，这同样是一个力量分散、延伸的形式。此外，提起脚跟站立也容易提起臀部、腰部，能够保持脊柱的最佳通畅状态。

切菜时，台面要尽量高些，这样可避免太过低头。台面与腰身等高为宜。若台高不合适，也不要弯腰，而是通过腿部略弯变为马步、弓箭步来调整。切菜左右脚形成不丁不八步，不丁不八步是武术上的一种搏击站法，不但站得很稳，而且能够使用上整体的力量，尤其是脊柱的力量。学会不丁不八步，不但脊柱不会受损伤，还能将炒菜变成脊柱的练功方法。具体做法是两脚前后站立，约与肩同宽，前脚尖微里扣，后脚尖外撇30°～45°，前小腿与地面接近垂直，后大腿与地面接近垂直，即"前脚上屈下直，后脚上直下屈"，两脚的脚掌和脚后跟部位都要贴紧地面，俗称"四点金落地"。

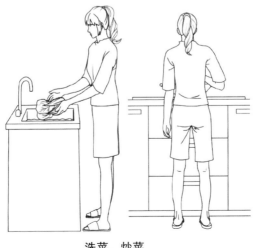

洗菜、炒菜

炒菜正确姿势是保持腰背部挺直，两脚同肩宽的同时，让左手轻轻松松地放置好。很多人通常是右手捏着锅铲干活，左手也不自觉地悬在半空中，跟着白耗力，这样一种状态会对脊柱也产生一种负能量，从而降低脊柱的耐受性。

 刷锅洗碗有讲究

刷锅、洗碗时应保持丁字步和平开步姿势交替，注意手指灵活性和两手的协调性。

在厨房的洗理台前做洗刷工作时，应避免双脚膝盖完全伸直。因为当膝盖完全伸直后，双手忙着刷锅洗碗时，很容易靠摆动腰部来出力。正确方式是找一个小凳子让一只脚踩在上面；并将清洗中的碗盘拿高，靠近身体，较重的锅盘则改以平移的方式代替搬移的动作。

我们可以做个简单的小试验：将一根仅有火柴粗细的塑料管折至45°，而另一根完全不折，在两根管子中放入洗米水，可观察到前者流速慢，后者流速快，且在相同时间内流量也不一样。由此可见，若颈部弯曲，进入脑部的血量会减少，时间长了就会感到头晕、疲劳、打哈欠。另外，颈部弯曲使颈椎小关节长时间压力不均衡，而非生理性受力点承受力有限，长此以往，易导致脊柱骨刺的形成。脊柱骨刺形成后又产生新的压迫源，导致头部动作功能更加受限，而且疼痛点增多，脑供血更加不足。因为厨房工作无论洗、炒、切都要低头，而且基本在45°左右。所以，做厨房工作时要交替做抬头、仰头的动作，并尽量改换弓步、马步以调整身高。

总之，从买菜到烧菜、做饭，再到清洗收拾，厨房的工作至少需要2小时，难免疲劳。但如果将动作变成运动，累的感觉就会减轻，疲劳也会很快消失。

日常生活应该按照规定姿势来做

脊柱的养护要贯彻在日常的生活中，比如我们上床睡觉、早上起床的时候保持什么样的姿势，洗漱的时候采用什么样子的省力状态，这些看起来似乎是微不足道的事情，但是久而久之就会对脊柱产生影响。

可能很多朋友知道，强直性脊柱炎的患者是脊柱遭受了损伤，这些患者早上起床的一个典型特点就是晨僵，早上起床时全身的关节就像生锈一样，很不灵活，活动后会好转，说明人体的脊柱状态在睡眠

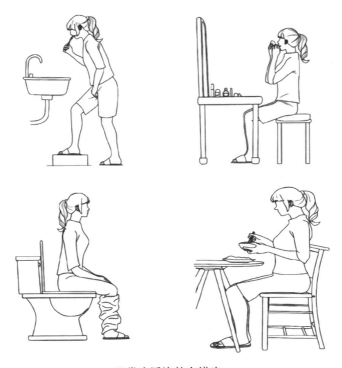

日常生活姿势有讲究

脊柱养护··生活起居篇

时和清醒时是会发生变化的，所以我们应该在这些日常活动中懂得讲规矩，做好思想和行动上的必要准备。

 上床起床动作有讲究

我们中国人习惯于床上睡觉，所以床的高低也应该认真讲究。一般来说，床的高度以以下原则为宜，坐在床沿脚不能不着地，也不能腿过度弯曲，最好是大腿小腿基本保持90°状态。晚上睡觉前，应该有个正确的上床姿势，先坐下来，待一会，然后一手扶床，先侧身躺下，再把脚抬上床。在膝关节仍然屈曲的状态下逐渐完全仰卧平躺，即慢慢侧身躺下，再翻身成仰卧状，以免损伤脊柱。

无论醒来后起床，还是熟睡后需上厕所或因紧急事情起床，都不要一骨碌就爬起来，更不用说有些年轻人搞一个类似于鲤鱼打挺的动作起来，这些都是极其危险的，虽然年轻人身体好不会有太大损伤，但是这种不好的习惯坚持下去一旦身体状况不佳或者年龄变大就会成为损伤的诱因。中老年人一定要学会程序性起床，记住一个关键词就是慢，起床的时候慢可以让气血循环慢慢改变，慢慢适应，不至于在由卧姿突然转成立姿时，气血循环立马产生变化，脊柱突然承受更多的压力，甚至诱发心脑血管疾病，造成危险。因此，中老年人起床的动作要领基本上是三部曲：醒来翻翻身、动动眼；再靠床沿坐起来，踢踢腿；坐稳后再站起来，定定神再开步走。起床时先保持靠近床沿边的侧卧位，再屈曲膝关节，然后用一侧肘关节和手支撑床的同时逐渐起上半身，就是双手撑起身体，勿以腰背部用力。因为经过整晚的休息，背部的肌肉与骨骼尚未活络，甚至处于反应迟钝的状态，因此早晨起床的动作宜缓慢一些。然后双脚下床，双手平稳支撑，臀部向后坐，再以双手用力撑起上半身。这样子就基本完成从躺到坐的状态，然后身体前倾，双手撑床，慢慢站起来，定静心神以后再准备行走，完成从坐到站的姿势状态。

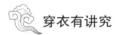 **穿衣有讲究**

最适当的穿裤、穿袜的方式是在床上以躺姿方式完成。即保持背部平贴于床上，膝盖弯曲略拉向胸前，将裤子（或袜子）套入向下拉到腰际（或小腿）。待穿着完毕后，再以正确的起床方式起身。千万不要像很多人的错误姿势，坐在床边弯腰穿袜子和鞋，这样子会很危险，临床上也发生过很多次穿鞋袜跌倒摔伤的现象。穿鞋最好是在下床后弯腰下蹲式或者坐在凳子上再穿好鞋子。

梳洗有讲究

刷牙洗脸时，不要弯着腰，或是一只手扶在腿部支撑身体的重量。最好是前后弓箭步（不丁不八步）或一脚踩在小凳子上，让髋关节可以放松，也让背部保持平直。

化妆的时候不要让身体前倾照梳妆台或洗手间的大镜子，而是不管时间长短都要坐在梳妆台前使用桌上立镜或掌中型镜子。

洗澡也同样有学问。人体中70%以上是水分，而脊柱同样有着丰富的体液和组织液，以保持脊柱内水与力的均衡。有经验的老人都知道，小孩子一定要天天洗澡，洗得好长得快，因为小孩细胞的新陈代谢非常活跃，洗得越干净，吸收得也越快。

洗澡最好是泡浴，因为全面的刺激对脊柱的生长发育有良好的滋育作用，全身的体表充分与水接触，通过皮肤与黏膜将排泄物洗干净后，细胞的通透性更好。水的压力对肌肤也是理想的按摩，所以洗澡时一般心情都不错，澡房里经常可听见歌声响起。

洗澡的过程中因为要涂沐浴液，所以一定要小心，我曾经接诊过的患者就是在涂沐浴液的时候，单腿站立，一不小心滑倒造成脑震荡，所以大家一定要慎之又慎。

脊柱养护·生活起居篇

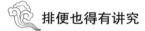

排便也得有讲究

常言道：大便是大事，小便是急事；有泄才能生，有通才有命。所以，大小便通畅与否是生命状态好坏的反映。没有出就不能进，就没有正常的新陈代谢，就意味着生命即将结束。

小便时踮脚尖。这个动作对男性好处非常多。首先，踮脚尖能够通畅足三阴经，达到益肾壮阳的效果；其次，踮脚尖时双侧小腿后部肌肉收缩，挤压出的血液量可促进下肢血液回流，增强盆底肌肉的强度，从而提高阴茎硬度和维持勃起时间；第三，小便时踮脚能使排尿更流畅，保护前列腺，对于患有慢性前列腺炎及前列腺肥大的男性尤其有帮助；最后，踮脚尖可以有效锻炼脊柱的核心肌群，强健腰部肌肉，防止腰部疾患的发生。方法是：小便时，双足与肩同宽，用力踮起脚跟，然后放松，可以重复3～5次。平时也可以练习。

老年男性小便宜蹲下，有关资料显示，经常采取蹲位排尿的男性患直肠癌、膀胱癌和前列腺癌的概率较站立排尿者低一半。这是因为蹲下排尿可以使人体出现一系列的肌肉运动及其相关反射，从而起到加速肠道废物排除、缩短粪便在肠道内停留时间、减少肠道对致癌物吸收的作用。另外，老年男性在晚上起夜小便时为避免出现排尿性晕厥，也应采取蹲位排尿。

大便不通畅，也就是便秘，不仅会对身体各器官产生不良作用，甚至可能危及生命，这不是危言耸听。排便需要用力，而力由脊发，所以排便运动与脊柱的使用有很大的关系，因排便过度用力而导致的脊柱失衡、心肌梗死、大出血的病例屡见不鲜。道理很简单：排便时人体是向下用力，反作用力是往上，所以经常看到便秘的人排便时头上青筋暴涨，满脸通红，浑身大汗，可见排便的运动量是很大的；而且此力是瞬间的猛力，可能导致心脑血管突然破裂出血，或者血管痉挛、梗死。因此我们有必要养成良好的排便习惯。

当直肠肌与直肠形成的肛肠角度越大、直肠越直时，排便越顺畅。坐着时，肛肠角为80°～90°，蹲着时，肛肠角可达到100°～110°。此外，下蹲时腹部压力大，可促进排便，尤其是对有心脑血管疾病的患者，采用蹲式排便可减少发生意外的概率。

所以从生理结构上来说，蹲着排便更顺畅，但如今多数家庭都安装的是坐便器，那么坐马桶时应该如何做来帮助排便呢？

 坐马桶的最佳姿势

排便前顺时针画圈按摩肚脐周围，顺应肠道蠕动的规律，刺激肠道，增加便意。还可以单手握拳，用力捶背数下，坐下前再轻轻捶背10下。

坐马桶时，要挺直腰背，或者有可能，在脚下踩一个小板凳，上身微微前倾，这个姿势可以增加腹压，有助于顺利排便。

用双手捧住下巴，双肘抵在双膝上，然后微微用力向上托下巴，有刺激大肠神经、加快大肠蠕动的功效，不久肛门就有想要排便的反应。排便困难时，可以轻轻拍打骶尾骨，通过振动刺激肠道，利于排便；连咳数声，不但能增加腹压，还能有效预防因用力排便引起的心脑血管事件。

当开始排便时，要憋住气，咬紧牙齿，收紧下巴，头部稍后仰；双手压在膝盖上，或交叉掌心在膝盖上；双脚舒适的平放地上，脚指头用力抓地。采用腹部呼吸法，用鼻子吸气，让腹部像皮球一样鼓起来，给腹部施加压力，然后突然收缩腹部，用嘴呼气，这样就可以补充坐姿所缺乏的腹部压力，促进排便。

"憋住气，咬紧牙"这个动作特别重要，做这个动作时可以体验到它对脊柱起到固定的作用。因此，不仅有助排便，还对全身骨骼包括牙齿都有很好的坚固功效。

日常生活应该按照规定姿势来做

191

开车一族留神脊椎健康

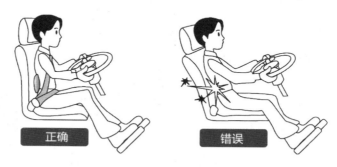

正确　　　　　　　错误

开车的姿势

现代社会开车的人越来越多。然而对开车一族来说，不良的驾车习惯和认识误区会使得脊柱病情雪上加霜。

驾驶造成脊柱损伤的原因通常分为两类，一类是因为追尾事故，一类是因为日常错误的驾驶姿势，这两类因素都给我们的脊柱带来了不可逆转的二次损伤，那么如何捍卫自己的脊柱健康呢，就从这里开始吧。

开车的正确姿势

开车时坐在驾驶室的姿势与椅子上坐的姿势基本相似。驾车座位的靠背椅向后倾斜约110°，臀部尽量后坐，后背完全靠在后背椅上。上身向前弯或后背离开后背椅，都对腰椎产生负荷。驾驶员坐的位置和方向盘的间隔距离不要太大。为了更舒服一点可以在腰部和靠背之间加一个软枕减轻腰部压力。座椅的正确位置，应该调整成当坐到座椅的最深处时能挺直背脊，并在双手握住方向盘时两肘能略弯曲，同时双脚能轻松伸直踩在踏板的位置。不正确的座椅位置，除了可能引发腰痛和肩膀酸痛之外，甚至还会成为车祸的主要原因，不能不引起我们的注意。

长时间的塞车和驾驶难免会让人心烦气躁，颈部和后背也会僵硬酸痛，这时我们可以利用停车等短暂的休息时间做一些保健活动，来保护我们的颈椎。

（1）头分别转向左右以及下方后方，调整呼吸。向左向右各重复5次。可以缓解颈椎压力，放松颈肩上背部的肌肉。增加颈椎内椎动脉向脑部供血、供氧量，防止缺氧引起的头晕、困倦等。

（2）双臂向后伸，双手抓住座椅椅背，尽量向前顶胸，脸向上仰呈45°角。重复做5次。可以充分伸展肩关节，并将胸廓打开、挺拔身姿，防止长时间开车引起的含胸驼背。

（3）背部挺直，双手环抱住肘关节，低头，眼睛向下看，同时深呼吸5次，再伸展双臂。重复做5次。可以伸展脊柱各节段，使长时间坐在车内的不良姿势得以纠正，有效预防腰椎间盘突出症。

（4）身体坐直，肩膀下沉。用腰带动身体向左转，右手搭在方向盘上，左手向后放在靠背上。然后换方向重复这个动作，左右各5次。可以活动腰椎及腰部肌肉和韧带，防止长时间保持一种姿势带来的身体僵硬。

（5）双手反向互相拉抻小臂以及手腕。然后掌心向上，再次轻压。重复做5次。可以美化手臂线条，伸展手指、手腕关节。

长时间开车对腰椎是致命的打击。即使坐姿正确，长时间坐在狭小的驾驶室里也会对腰椎产生巨大的负荷。所以，即使再忙，为了腰椎也应该每隔1小时休息10分钟，停车或下车进行简单的腰部活动。

上下车的姿势

上车时不要先将脚跨进汽车，再弯腰钻进车内，应将身体面向车外，坐在汽车的椅垫上，屈膝，以臀部为旋转轴，将身体与双脚同时旋转面对方向盘。

 正确使用汽车头枕会减少颈部的疼痛概率

预防交通事故的颈椎损伤，汽车头枕功不可没。头枕除了增加乘员的舒适感之外，最大的功劳莫过于保护颈部，但是很多车主似乎不太理解汽车头枕的意义。

有关资料显示，在26%的追尾事故中，驾乘人员的头部或颈部会受到损伤，而在同等条件下的追尾事故中，正确使用汽车头枕比不正确使用汽车头枕的驾乘人员颈部感到疼痛的概率减少40%，使用质量良好的头枕比使用劣质头枕的驾乘人员颈部损伤概率要降低24%。

那么头枕应该怎样使用呢？

大原则是要尽量保持整个身体（包括头部）与座椅的充分接触。

（1）防止追尾撞击事故中的颈椎伤害，关键在于发生撞击事故时让乘员的头部和上身一起和谐地运动。测试表明在座椅头枕有足够的高度，身体、头部都有效接触座椅及头枕情况下，碰撞给车带来的加速度，将通过座椅靠背及头枕同时传递给身体和头部，从而有效降低碰撞时对颈椎的伤害。换句话说，乘车过程中我们要尽量保持整个身体（包括头部）与座椅的充分接触。

（2）头部与头枕的间距要尽可能小，尽量不要超过4厘米，这样可以最大限度保护驾乘者的颈部安全。

（3）头枕应安装在至少与耳朵上沿平行的地方或者乘员头下约8厘米的地方。头枕调整完毕后，牢牢固定头枕，使头枕不晃动。

（4）很多车型的后排座椅中间位置都不带头枕，如果会有人坐后排中间位置，建议加装头枕。

（5）在车辆碰撞事故中女性比男性发生头部、颈部受伤的概率高出1.8～2.2倍。因此女性开车更应该注意调好汽车头枕高度。

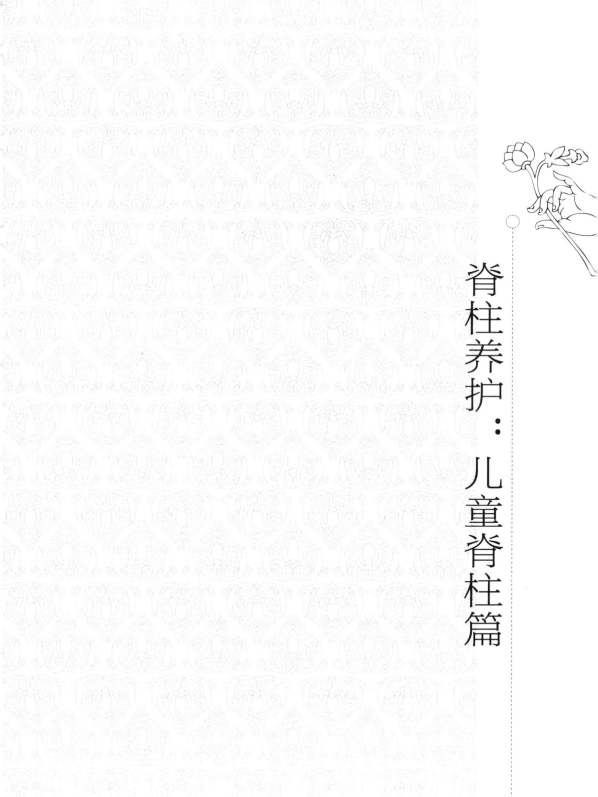

脊柱养护：儿童脊柱篇

妈妈学会捏脊是给孩子最好的礼物

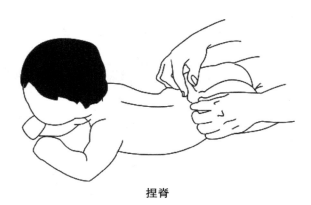

捏脊

　　捏脊就是使用捏法作用于人体背部脊柱两旁以治疗疾病的方法，具有平衡阴阳、扶正祛邪、调和气血、疏通经络、提高脏腑功能的作用，可以增强人体呼吸系统、循环系统，特别是消化系统的功能，从而达到治病疗疾、保健养生的目的。晋代葛洪《肘后备急方·治卒腹痛方》的"粘取其脊骨皮，深取痛引之，从龟尾至顶乃止，未愈更为之"是对该法的最早记载，当时主要用于治疗腹痛。本法后因常用于治疗小儿疳积，故又名捏积。

　　近代研究发现，捏脊不仅可用于儿童如小儿疳积、消化不良、厌食、腹泻、呕吐、便秘、咳嗽及夜啼等的治疗，而且还可用于治疗成人脊柱疾病、胃肠病和妇科病，如腰背痛、胃脘痛、胃下垂、呕吐、妇女月经不调、痛经、呃逆、神经衰弱、失眠、感冒、哮喘和高血压等，同时因其具有振奋阳气、疏通气血、健脾和胃的功效，也可作为中老年人和体质虚弱者强身健体、延年益寿的一种养生保健的方法。

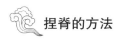

捏脊的方法

在临床上有两种捏脊方法。

一种是三指捏法：两手腕关节略背伸，拇指指腹横抵于皮肤，示中两指指腹置于拇指前方的皮肤处，以三指对合捏拿肌肤，示中指在前向后捻动，拇指在后向前推动，两手边捏边交替前进。

另一种是二指捏法：两手腕关节略尺偏，手握空拳，屈曲的食指中节桡侧横抵于皮肤，拇指指腹置于食指前方的皮肤处，以两指对合捏拿肌肤，拇指在前向后捻动，示指从后向前推动，边捏边交替前进。

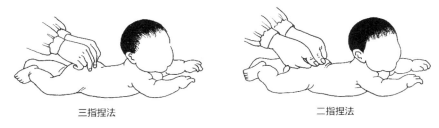

三指捏法　　　　　　　　　　　　二指捏法

捏脊方法

操作时，小儿应脱去上衣，俯卧于床，两腿自然伸直，全身放松。操作者立于小儿一侧，首先在小儿背部沿脊柱中线由上而下反复推摩5～6次，以使其肌肉松弛，气血流通。然后双手沿着脊柱两旁，从长强穴（也可从下腰部）沿后正中线向颈肩部有节奏地徐徐捏拿上移，边捏边放边上提至大椎穴处，中途不要中断，至上端时双手沿脊柱两旁自然下滑至下端，重复上述手法3～5次。在做第2、3次时，可每捏3次或5次提拉肌肤1次，称为"捏三提一法"或"捏五提一法"，在做最后一次时还可于病情相关的背俞穴如肾俞、脾俞、肝俞、心俞、和肺俞等穴处加重挟提力量上提肌肤一次，以增加刺激量，提高疗效。

捏脊操作时要沿直线捏，不要歪斜，力度和速度要均匀，中途不应无故停止。捏拿肌肤应松紧适宜，过紧会使小儿背部疼痛剧烈，增加其对捏脊的恐惧感，过松又易出现肌肤从指间滑落达不到治疗的效果。整个过程中要着力轻柔、均匀、灵活、连贯，使小儿易于接受。

捏脊疗法一般每天进行1次，7次为1个疗程，休息3～5天后，再进行第2个疗程。因小儿为"纯阳之体"，生机蓬勃，脏气清灵，且病因单纯，又少七情的伤害，故在患病后经过及时恰当的捏脊治疗，病情好转较快。成人经络敏感性较差，治疗时间则相对较长，特别在治疗慢性病和以养生保健为目的时，不应效果不显著而中途放弃，长期坚持自然能取得意想不到的效果。

🌀 捏脊的宜忌

以下人群禁用或慎用捏背法：①脊椎部皮肤破损，操作可能引起局部出血、感染加重者。②患有疔肿、皮肤病者如湿疹、牛皮癣等可使皮肤感染扩散者。③有椎体肿瘤、结核、骨折、严重的骨质疏松症者。④急腹症需手术者及孕期妇女。⑤极度疲劳、饥饿或饱餐后半小时内。⑥凡患有高热、惊厥、急性传染病、严重心脏病、肾脏病患者及痴呆患儿。⑦对有头昏、血压高等患者，采用捏脊治疗时，只能由上往下捏拿，不可由下往上。

本疗法一般在空腹时进行，饭后不宜立即捏拿，需休息2小时后再进行。施术时室内温度要适中，手法宜轻柔。体质较差的小儿每天次数不宜过多，每次时间也不宜太长，以3～5分钟为宜。

尊重孩子的脊柱，建议妈妈不要揠苗助长

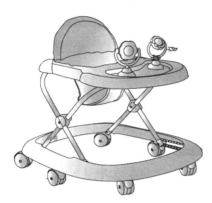

避免太早使用学步车

孩子的脊柱就像孩子一样，也有一个逐渐成熟的过程，在这期间对于脊柱科学防护是很讲究的，如果没有一定的脊柱健康知识，妈妈们很容易做出揠苗助长的事情。

刚出生的宝宝（刚出生到3个月），打襁褓不要太紧、太直

现代家庭里的防寒保暖环境已经得到极大的改善，所以孩子出生以后，很多家庭已经不会像原来一样把孩子包成"粽子"。平心而论，对于刚刚出生的孩子，打襁褓可以给宝宝以安全感，让他有重新回到子宫里的感觉，睡觉也睡得踏实。但是打襁褓的关键是要松紧得当。襁褓上部捆得太紧，会限制宝宝胸部的活动，影响肺和横膈膜的功能，使肺部抵抗力降低，发生肺部感染的机会增加，同时也会压迫腹部，影响胃和肠道的蠕动，使消化功能降低，影响食欲，使宝宝发生溢奶、吐奶。襁褓下部捆得太紧，又会限制宝宝的活动空间。甚至

有些家长把孩子的腿也拉得直直的，想当然地认为这样孩子以后腿会变得又细又长，其实这非常不利于孩子骨骼肌肉的生长，同时由于孩子的运动中枢——脊柱失去了活动的锻炼，会对脊柱的健康生长造成不良的影响。而且时间过长地让宝宝的腿处于笔直的状态，还可能会引起新生儿髋关节脱位，影响髋臼的发育。

🌀 刚会坐的孩子（4~7个月）不要坐太久

孩子从会抬头翻身到会坐起来，看起来是个神奇的现象。其实即便坐了起来，孩子脊柱的生理曲度也还是没有完备，过早让宝宝坐或坐的时间过长，都有可能会伤害到宝宝的脊柱。因为这个时候宝宝的骨骼硬度小、韧性大，容易弯曲变形。而且宝宝体内起固定骨关节作用的韧带、肌肉还比较薄弱，如果让宝宝学坐得过早、坐的时间过长，无形中就增加了脊柱的压力，很容易引起脊柱侧弯或驼背。因此，要让宝宝按照正常的生长规律发育，而不是越早越好。要鼓励宝宝多练习爬行，使全身尤其是脊柱、四肢的肌肉得到锻炼。

🌀 避免太早、太多使用学步车

看到孩子从躺在那里，到逐渐会坐了，扶着东西会站了，很多家长就开始做揠苗助长的事情，于是学步车"上场"了。不该走的时候强迫去走，这就是学步车的最大功能。宝宝过早、过多使用学步车，不仅不能促进发育，还可能造成骨骼畸形。学步车的坐垫较高，宝宝只能用脚尖用力触地滑行，这样容易造成宝宝的足关节变形，脚后跟外翻，导致扁平足。此外，由于宝宝骨骼中的钙含量较少，胶质较多，骨骼较软，过早、过多地使用学步车，容易出现"X"形腿或"O"形腿。

🌀 刚会走的孩子，不要猛地拉孩子的胳膊

牵拉肘又叫"小儿桡骨头半脱位"，是5岁以下孩子肘部最常见

的外伤。如果你正牵着孩子走路，这时孩子突然跌倒，你仍然拉着他的手；或者你突然用力地拉孩子的一只胳膊，都有可能使孩子出现牵拉肘。为什么5岁以下的孩子容易出现牵拉肘？这和孩子的骨骼发育有关。孩子桡骨近端的骨骺要到5～7岁才开始出现，到6～7岁时桡骨头逐渐增大，18～20岁桡骨开始愈合。孩子的桡骨头尚未完全发育时，其周围只有一条环形韧带所围绕，即桡骨环状韧带。环状韧带不足以紧密包裹桡骨头，加上关节囊松弛，在外力的作用下就很容易发生半脱位。

孩子不宜过早穿鞋

鞋的最大作用是可以降低对脚的损伤，即为了保暖和提供足部保护，以便更好征服寒冷季节以及防止被大量来自人类自己生产的非自然锋利物扎伤。至于为了礼仪而穿鞋，更多的是人类社会化文明发展和人际交往的要求。在生理上，脚部皮肤毛细血管和末梢神经十分丰富，且密布神经末梢感受器，当遇到外部刺激，能通过中枢神经的反馈作用，发挥和调节包括大脑在内的器官功能。让孩子光脚走路，对孩子健康是十分有益的，既能促进脚部的血液循环，还方便孩子更好走路。

对初学走路的孩子来说，锻炼平衡能力至关重要。而光脚走路，其脚部的触觉感受最深，更容易让孩子获得最清晰的触觉感知，正好可以帮助孩子掌握平衡和发现身体的重心。同时，孩子光脚走路抓地更稳，能强化足部的运动机能。所以，有条件和环境、天气适宜的条件下，让婴儿阶段的孩子在家中光脚走路，不是什么坏事。

相关研究还发现不穿鞋乱跑的"野孩子"长大以后患有扁平足的非常少，比如欧美长大的孩子跟经常不穿鞋的印巴孩子相比患扁平足的概率高得离谱，脊柱专家认为现代人过早给孩子穿鞋子可能成为孩子足弓塌陷的主要原因。

尊重孩子的脊柱，建议妈妈不要揠苗助长

抱不离手，宝宝、妈妈脊柱都受伤

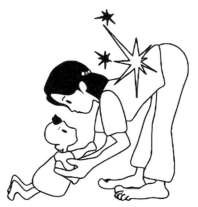

抱不离手，妈妈易受伤

　　一个熟人，孩子半岁了，作为悉心照顾的新妈妈，她累并快乐着。这不，这两天，她腰和肩部都觉得难受，所以来找我检查一下。因为是熟人，所以在检查的过程中也会很自然地聊天，并且在言语当中也会捕捉到一些治疗疾病的关键信息。

　　这名女士的腰部和肩胛骨内侧缘均有非常明显的条索，一触就痛。我问她，你是不是习惯于一侧抱孩子，她说是的，同时带着抱怨的语气说，她家孩子十分黏人，一定要抱着才肯睡。所以每次睡觉之前对于家长来说都是一件极考验体力和耐性的事情。听到这里，我问孩子从出生到现在一直是这样吗？她说是的。我告诉她这样子是非常不好的，首先是孩子容易形成依赖性，对将来的心理影响比较大，长大以后会比较任性；其次是你和孩子的脊柱都会受到影响。她听了以后大吃一惊，赶紧带着孩子过来看，果然发现孩子的脊柱已经受到影响了。当然经过治疗以后，症状已经得到了很大的缓解。

在宝宝的生长发育过程中，脊柱会逐渐出现三个主要生理弯曲：

2~3个月左右宝宝能够抬头，出现第一个生理弯曲——颈部脊柱前凸；6个月左右会独坐，出现第二个生理弯曲——胸部脊柱后凸；8~9个月时会爬，10~11个月能站立，这时会出现第三个生理弯曲——腰部脊柱前凸，12~16个月时能走路。就是这些生理弯曲的形成，能使身体保持平衡并直立行走。虽然宝宝在1岁以内就会出现这3个生理弯曲，但一直要到六七岁时，宝宝的脊柱弯曲才会彻底固定下来。由此可见，婴幼儿期的骨骼发育还未成熟和定型，如果脊柱长期处于弯曲的状态，那么脊柱的发育就可能出现畸形，如果得不到纠正，长大后就可能有脊柱侧弯、驼背等现象。

很多宝宝都希望时刻躺在大人的怀中，因为这会让宝宝感到温暖、安定，这是宝宝的正常心理需求，但是，如果大人特别是老人，总是"爱不释手"，只要宝宝一哭，就抱在怀里哄，时间长了，宝宝就有了过分依赖的心理，最后养成了只有抱着才肯睡觉的习惯。专家认为，抱着宝宝睡觉，不仅会使宝宝睡得不深，身体不能舒展，影响睡眠质量，也不利于宝宝呼吸换气，使脊柱长期处于弯曲的状态，会影响其正常发育。所以最好是能够让宝宝在吃饱了奶之后，舒舒服服地躺在床上自然入睡。

而且对于妈妈来说，抱孩子对脊柱的损伤也特别大，长时间保持一个姿势，会使很多肌肉产生痉挛，如果不能有效缓解，就会有大量的有害物质在这些地方沉积，压迫了痛觉神经末梢就会产生疼痛；如果孩子极端黏人，没有形成好的睡眠习惯，那么妈妈在哺育的过程中脊柱还会产生扭转，为以后形成腰椎间盘突出、腰肌劳损埋下伏笔。这些例子在临床上比比皆是。一般弯腰拿重物时对腰椎增加的负荷是物品重量的2~3倍，而抱5千克的孩子等于对腰椎增加75~100千克的负担。尤其是抱孩子的时候身体重力线向前，会导致腰椎像弓弦一样承受张力负荷。所以，应尽量把孩子背在腰背部，不得不抱的时候也一定要把孩子紧贴胸前抱着。

孩子脊柱侧弯怎么办

一位12岁的姑娘，最近一年来出现严重的腰痛，还经常出不过来气，这些情况让她坐卧不宁，怀疑自己得了大病。她先到医院采用针灸推拿治疗，对她的疼痛能起一定的缓解作用，但总不能根治，一段时间没去，又会痛得受不了。后来到医院找专业脊柱医生检查后，被证实脊柱侧弯超过了30°。这样的例子临床并不少见。

脊柱侧弯发病人群主要为青少年，尤其以青春发育期的少女居多。正常人的脊柱从后面看应该是一条直线，并且躯干两侧对称。如果从正面看有双肩不等高或后面看到有后背左右不平，就应怀疑"脊柱侧弯"。

调查表明，脊柱侧弯在20°以内一般不影响功能与外观，超过25°以上可导致胸廓高低不对称、肩胛骨高低不对称，超过40°则可影响心肺功能。随着孩子身体的发育，侧弯度数会不断扩大。其中，女孩脊柱侧弯度加大往往是在月经初潮前后，一些女孩在一年内的脊柱侧弯甚至会增大10°。

轻度的脊柱侧弯只要早发现、早处理，一般对生活没有影响，但是严重的脊柱侧弯一方面会影响外观形象，另一方面更容易导致患者腰肌劳损，使其难以承受高强度的运动，更严重的会影响内脏的功能，尤其是脊柱发生旋转的会影响心肺功能。

 ## 不良坐姿或是祸首

除去激素、遗传等病理原因之外，不良坐姿和运动不当是造成青少年脊柱侧弯的重要原因。比如有的孩子坐的时候喜欢跷二郎腿，有的孩子学习、玩电脑时，单手悬空握鼠标，身体歪着，有的孩子看书写字时喜欢歪趴在一边等，这些都容易导致脊柱侧弯。

有资料显示，一名小学生一天在学校平均要坐4个小时；一名中学生则将近6个小时。如此长时间坐着，倘若坐姿不良，对身体正在发育的孩子的影响是难以估量的。现在许多学校的老师要求学生注意坐姿端正，往往是从预防近视眼的角度考虑的，而几年、十几年规格不变，前排、后排高矮不分的桌椅对学生脊柱的不利影响，却被忽略了。如果中小学生成天坐在与身体不配套的桌椅上，弓着腰、侧着身写字，时间长了，孩子们怎能不患上成人的"腰酸背痛"？那么什么是学生正确的坐姿呢？记住几个原则：①身体坐直，背部和臀部平靠椅背。②眼离书本一尺远。③脱离书桌一拳远。④写字时，手离笔尖一寸远。

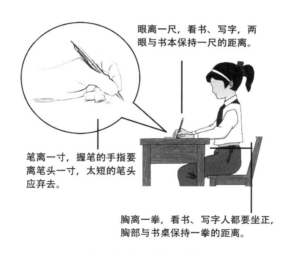

眼离一尺，看书、写字，两眼与书本保持一尺的距离。

笔离一寸，握笔的手指要离笔头一寸，太短的笔头应弃去。

胸离一拳，看书、写字人都要坐正，胸部与书桌保持一拳的距离。

学生看书、写字的姿势

运动不当也是导致脊柱侧弯的原因，我们将在下文专门讲述。

单边负重或牵拉也是因素之一。有的孩子喜欢单侧背包，而且包的重量还不轻，这也容易诱发脊柱侧弯。另外，一些家长为了防止孩子背过重的书包，选择了拉杆书包，其实这样孩子有可能在行走中身

孩子脊柱侧弯怎么办

205

体往拉着书包的那一侧弯曲，长此以往，也容易造成脊柱侧弯。

对于轻度的非进展性脊柱侧弯（指胸椎弯曲小于40°，腰椎弯曲小于30°，1年之内加重不超过5°者），量身定做的矫形支具是经过国内外研究证实最为有效的方法，其他方法包括牵引、按摩、推拿和矫正体操等，也能起到辅助矫正的作用。其中矫正体操是通过改善脊柱侧弯导致的脊柱旁肌肉的不对称状况，而起到辅助矫正的作用。

 ### 脊柱侧弯矫正法

下面介绍一些矫正轻度脊柱侧弯的体操方法，大家可以针对自己的具体情况来选择进行锻炼。为了方便大家理解，下面的方法均针对脊柱向右侧弯曲，如果以左侧弯曲为主，就需要相应改变方向。

1. 俯卧向前伸单臂

在垫子上或者床上俯卧挺身，左手伸直全力前伸，右脚后伸，同时做抬头挺胸动作。重复20～30次，共练习4组。

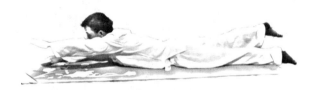

俯卧向前伸单臂

2. 站立转体动作

两脚开立与肩同宽，扭转躯干，向右侧做转体运动。完成一次体转后，两臂轻置体侧，再重复上述动作（不要做另一方向的转体动作）。在动作过程中强调双腿伸直，不要移动双脚，以免降低练习

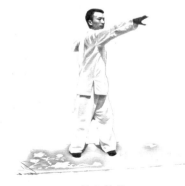

站立转体

效果。重复20～30次，共练习4组。

3. 悬吊摇摆

此动作要借助单杠或类似单杠的装置进行。面对单杠，双手直臂攀握悬垂身体，然后徐徐向左或向右摆动腰腿，同时顺势移动攀握单杠的双手，以使弯曲的脊柱逐渐拉直，重复练习，不计次数。如果力量增强以后可以改为单杠单臂悬垂运动：左臂手握单杠悬垂20～30秒，跳下休息1分钟，重复练习6～8次。

4. 蛙泳

蛙泳在矫正脊柱的同时，还能锻炼腰背肌肉，增强肌肉对脊柱的保护作用。

5. 太极拳云手

太极拳的云手动作，是两手交替画圆，旋踝转腿，旋腰转脊，旋膀转臂，动作处处有弧形，能够有效改善两侧不均衡的脊柱肌肉。

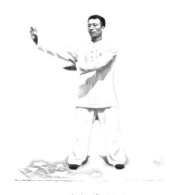

太极拳云手

采用上述矫正训练方法，重点在于加强脊柱较弱一侧的肌肉力量，逐渐把侧凸的脊柱拉直。同时，还要注意经常保持较好的动作姿势，从而达到辅助矫正侧弯的目的。

需要提醒大家的是：如果在坚持保守治疗的情况下，脊柱弯曲还在发展，就需要及时到医院就诊，采取支架、手术等治疗方法，以免延误最佳治疗时机。

孩子脊柱侧弯怎么办

让孩子长高的秘诀

因为是医生且从事了多年的专业运动，所以很多家长一见我就问，我们家宝宝怎么才能长得个子高一点。其实影响人体长高的因素很多，遗传虽然占很大比重，但并不能完全左右人的身高。专家研究证明，在影响身高的诸多因素中，遗传占33%，后天运动占20%，营养占31%，环境占16%。那么有没有什么方法帮助孩子长高呢？下面我们就一起来看一看。

 秘诀一：优质睡眠

对于正处于生长发育阶段的孩子来说，为了促进体内生长激素的分泌，优质睡眠是重中之重。

1. 能睡的娃娃个子高，深睡越久长得越高

美国《睡眠》杂志曾发表的两项研究报告称，睡眠不足或睡眠过多均可导致中年人大脑老化，而贪睡的婴儿则更容易长高。充足的睡眠对孩子的身高增长大有益处，因为绝大部分生长激素是在夜间熟睡状态下分泌的，深睡眠时间越长，生长激素分泌的量就越多，而孩子将长得更高。若因为各种原因影响了孩子的夜间睡眠，就会直接影响生长激素的分泌。

2. 早起的鸟儿有虫吃，早睡的孩子有个子

孩子生长激素的分泌有一定的规律，其中有一条是晚上11点后进入生长激素分泌最旺盛的时段，但孩子必须处于深度睡眠状态下，才能更高效地发挥作用。爸爸妈妈算一算：孩子从入睡到进入深度睡眠一般需要45～60分钟，那么为了不错过11点开始的生长激素分泌高峰

期，孩子最好是在晚上10点前入睡。

现在有的家长不仅自己做"夜猫族"，而且没有培养孩子早睡的习惯，任由孩子跟着自己十一二点甚至更晚入睡；有的家长则在哄孩子入睡后自己噼里啪啦地忙家务，没有注意给孩子创造安静的睡眠环境，导致孩子无法早早进入深度睡眠状态；还有一些孩子经常在夜里加班加点复习功课，熬到十一二点才睡觉……这些无疑都是对孩子长高机会的浪费。

3. 孩子睡眠有规律，身高增长更给力

除了睡得早、睡得足之外，睡得有规律也是促进孩子长高的利器。孩子生长激素的分泌是与天时交替相符的，入睡和起床的时间固定，形成规律、稳定的睡眠周期，生长激素的分泌时间会比入睡早睡眠足但作息不规律的孩子要长。

秘诀二：均衡营养

想要孩子长得高，营养必须跟得上。首先要注意的是保证孩子各类营养均衡摄入，蛋白质、脂肪、维生素、矿物质、纤维素、碳水化合物和水七大营养素缺一不可。孩子每天饮食品种多样，不偏食不挑食，才能给身高的增长提供更坚实的营养基础。

1. 钙：孩子长高的重中之重

钙是骨骼生长的基础，如果孩子摄入的钙量不能满足生理所需，血钙和软组织中的钙不足，就必须向骨骼"借钙"，一旦骨骼缺钙，别说长高了，就连正常生长都做不到，可能导致骨质疏松、椎骨变形、脊柱弯曲等严重问题。随着孩子生长发育速度加快，钙的需求量随之增加，家长应给宝宝多选用含钙丰富的食品。

推荐食品：牛奶及奶制品、豆制品、鱼、虾、芝麻等。

让孩子长高的秘诀

2. 蛋白质：生命的基础，长高的要素

人体的各种组织器官都是由蛋白质构成的，例如肌肉组织、内脏、大脑组织等，而胶原蛋白、黏蛋白更是构成骨骼的有机成分。所以说，蛋白质不仅是生命构成的基础，还是身高增长的重要营养素。孩子的新陈代谢越快，对蛋白质的需求量越大，如供给不足就会影响孩子长高。

推荐食品：猪肉、鸡肉、牛肉、鱼虾肉、鸡蛋、牛奶、豆腐等。

3. 维生素：维持生命，促进钙质吸收

维生素意思就是"维持生命的要素"，维生素家族成员虽小，却对孩子的成长发育有着举足轻重的作用，例如维生素A、C能增强孩子的抵抗力，而维生素D则有助于钙质的吸收，从而促进孩子身高增长，我们日常的蔬菜水果中就含有丰富的维生素。

推荐食品：新鲜蔬果如白菜、胡萝卜、黄瓜、番茄、橘子、香蕉、苹果、葡萄等。

4. 从多种生命活动环节中调节生长发育

骨骼中三分之二的矿物质由钙、镁、磷三种矿物质构成，因此这三种矿物质含量是否充足对骨骼的拉长非常重要。

而铁、锌等矿物元素也可以从很多生命活动的环节中调节孩子生长发育的速度，如缺锌的孩子没食欲，营养摄入不足固然无法长高；缺铁会使血红蛋白合成受阻，生长发育、智力发育和免疫功能均会受到影响，所以合理摄入各类矿物质对孩子身高的增长也是意义重大。

推荐食品：动物肝脏、牛肉、羊肉、蛋黄、牡蛎、虾、蟹、贝类等。

 秘诀三：合理运动

让孩子身高芝麻花开节节高，适当的运动功不可没。孩子经常参加体育锻炼，可以改善血液循环，同时能够刺激骺板和骨骼，促进生长激素的分泌，使骨骼生长更旺盛，从而促进孩子身高的增长。据医学专家调查研究，经常参加体育锻炼的儿童比不爱运动的同龄儿童平均高4～8厘米，有的甚至更多。

1. 跳跃运动

代表性运动：摸高、跳跃、跳绳、拍小皮球、打小篮球等。

跳跃运动能够牵拉肌肉和韧带，刺激软骨增生，对脊柱四肢骨骼的增长有很大帮助。例如跳绳是刺激骺板，促进成长的代表性运动。制订"每天15分钟跳绳"计划，能够让孩子在跳跃中长高。需要注意的是，在孩子做跳跃运动时，家长要教导孩子不要脚跟落地，否则容易给膝盖和腰部造成伤害。

2. 拉伸运动

代表性运动：游泳、引体向上、伸展体操等。

游泳作为一个最具代表性的拉伸运动可以使全身各个部分都得到充分的舒展和锻炼，游泳时用力伸展脊柱、蹬夹腿的动作以及水的浮力，对脊柱骨和四肢骨的增长有极大帮助；引体向上则可以拉伸脊柱、促进脊柱骨的生长，从而使儿童的身体不断长高。学龄儿童应选择性地多进行一些具有拉伸作用的运动，而婴幼儿可以做做主动或被动体操，同样可舒展身体，促进身高的增长。

3. 适度的负重运动

代表性运动：举重、负重跑等。

有的人认为举重等负重运动消耗体力过大，而且容易把孩子"压矮"，不利于孩子长高。但实际上，骨头需要承受重量，才能将血液中的钙质存入骨头中，因此小量、适度的荷重运动，有助于骨质密度增加，进而让骨骼与肌肉增强，促进身高的增长。

此外，对于尚未发育成熟的儿童，运动量不能过大，一次运动时间最好不要超过1个小时，以运动后孩子不感到疲劳为限。

让孩子长高的秘诀

211

秘诀四：不让孩子过早参加非适龄的运动

很多父母都喜欢让孩子在很小的时候就接受各种各样的运动训练，但是在临床过程中发现很多运动其实是不适合孩子们进行练习的，因为孩子的各个系统器官正处于发育的状态，还不太成熟，过早地让孩子从事某些健体运动不仅不利于孩子身体的锻炼，反而容易造成伤害。以下就让我们来了解下那些不适合孩子参与的运动吧！

1. 拉小提琴

据国内外文献报道，脊柱侧弯的发病率为0.87%～4%，女性的发病率高于男性，男女比率为1：1.4～1：12。80%脊柱侧弯是因为姿势不正确造成的，所以习惯一侧偏头去拉的小提琴尽量不要太早学习。以此类推，习惯性单侧操作的乐器尽量不要太早接触。

2. 掰手腕

儿童四肢各关节的关节囊比较松弛，坚固性较差，掰手腕容易发生扭伤。另外，屏气是掰手腕时的必然现象，很多孩子在掰手腕时会憋得面红耳赤，这样会使胸腔内压力急剧上升，静脉血向心脏回流受阻，而后静脉内滞留的大量血液会猛烈地冲入心房，对心房壁产生过强的刺激。长时间用一侧手臂练习掰手腕，还可能造成两侧肢体发育不均衡，我在临床中就见过长期掰手腕使孩子的身体早早就变得畸形，一边身体大一边身体小。

3. 拔河

拔河可能让孩子"伤心""伤筋"。从生理学角度来讲，儿童心脏正在发育中，自主神经对心脏调节功能尚不完善，当肢体负荷量增加时，主要是依靠提高心率来增加供血量。拔河需屏气用力，有时一次憋气长达十几秒，当由憋气突然变成开口呼气时，静脉血流也会突然涌向心房，损伤孩子柔薄的心房壁。有医学工作者曾对250名5～6岁的儿童在拔河比赛中进行生理检查，发现其心率均高，赛后1小时有

30%的儿童心率未能恢复正常。

除了对心脏造成影响外，拔河还可能伤到孩子的"筋骨"。儿童时期身体的肌肉主要为纵向生长，固定关节的力量很弱，骨骼弹性大而硬度小，拔河时极易引起关节脱臼和软组织损伤，抑制骨骼的生长，严重的还会引起肢体变形，影响儿童体形健美。另外，拔河是一项对抗性较强的运动，孩子争强好胜，集体荣誉感强，比赛中往往难以控制保护自己，极易发生损伤。

4. 轮滑不适宜8岁前的孩子

我的一个朋友是在骨外科工作的，他说这一阶段经常有孩子家长带着孩子来看病，相当一部分是因为轮滑造成的。孩子年龄太小，虽然学东西很快，但是因为自身的协调性不是很好，所以往往更容易摔伤。而且，轮滑的场地大多是硬质路面，所以有时候即便佩戴护具依然难以避免受伤的情况发生。除了容易受伤以外，孩子长期训练轮滑，用力的方式多是向侧外方用力，长期练习会对孩子的下肢骨骼发育造成负面影响。像我们常见的"X"形腿、"O"形腿，还有股骨内旋，也就是我们常说的内八字，相当一部分都是轮滑类运动造成的。因此通常骨科医生都会建议孩子在八九岁之前不要过多开展轮滑这样的体育运动。

5. 小孩子不要过早专业训练乒乓球、羽毛球

当我说小孩子不要过早专业训练乒乓球、羽毛球的时候，很多家长觉得很疑惑，乒乓球训练不是对人的身体很好吗？这里面我说的是两个限定词：过早，专业。过早是小孩子不要在很小的时候就练习乒乓球、羽毛球；第二个是专业，因为过于专业的话就会在这两个运动上面花费较长的时间和精力。长期单侧用力打乒乓球、羽毛球就可能引起脊柱侧弯，尽量双侧锻炼。我就接诊过一个孩子，在专业队训练了几年，一直采用右手拍打法，后来因为特殊原因离开专业队，结果不到两年就经常出现腰背痛，检查以后才发现其脊柱两侧的竖脊肌严

让孩子长高的秘诀

213

重不均衡，脊柱已经出现扭转现象，孩子的家长痛心疾首。当然以此类推，单侧的高尔夫、保龄球等都不要过早、过多练习。

6. 滑板车、暴走鞋

滑板车、暴走鞋等都是在儿童中很流行的游戏玩具。而事实上，8岁以下儿童并不适宜玩滑板车。儿童身体正处于发育的关键时期，如果长期玩滑板车，会出现腿部肌肉过分发达，影响身体的全面发展，甚至影响身高发育。此外，玩滑板车时腰部、膝盖、脚踝需要用力支撑身体，这些部位非常容易受伤，所以一定要做好防护，最好有父母陪护，并且找平坦宽敞的非交通区域玩耍。

相对于滑板车来说，除了对关节、韧带存在的潜在伤害以外，暴走鞋则存在更大的安全隐患。暴走鞋对使用者的平衡能力要求较高，要求能够熟练地变换重心，否则很容易后仰摔倒。所以通常建议父母不要给孩子买暴走鞋一类的玩具。

7. 兔子跳

很多家长为了让孩子提起锻炼的兴趣，常常会放着音乐带着孩子学小动物跳舞，而不少孩子也热衷于参加这种和家长互动性较高的游戏。但是专家指出，在做兔子跳运动时，人体重心所承受的重量相当于自身体重的3倍，每跳一次膝盖骨所承受的冲击力相当于自身体重的1/3，对骨化过程尚未完成的孩子来讲，很容易造成韧带和膝关节半月板损伤。所以，这样的游戏偶尔为之有益身心，可是一旦超过了度，可能会造成关节损伤。

8. 倒立

尽管儿童的眼压调节功能较强，但如果经常进行倒立或每次倒立时间过长，会损害眼睛对眼压的调节。

9. 长跑

长跑属于典型的撞击运动，对人体各关节的冲击力度很高。孩子经常长跑锻炼，对关节处的骨骺发育不利。尤其是在坚硬的马路上进行冬季长跑时，对关节冲击力更大，骨骺容易出现炎症，从而影响孩子的身高。长跑也是一项心脏负荷运动，儿童过早进行长跑，会使心肌壁厚度增加，限制心腔扩张，影响心肺功能发育。另外，儿童时期体内水分占的比重相对较大，蛋白质及无机物的含量少，肌肉力量薄弱，若参加能量消耗大的长跑运动，会使营养入不敷出，妨碍正常的生长发育。

10. 力量锻炼

根据人类正常的生理发育次序，儿童生长发育时都是先长身高，后长体重，而且在一定时期内，他们的肌肉力量较弱，极易疲劳。也就是说，儿童身体发育以骨骼生长为主，还没有进入肌肉生长的高峰期。如果这个时候让孩子过早进行肌肉负重的力量锻炼：一是会让孩子局部肌肉过分强壮，影响身体各部分匀称发育；二会使肌肉过早受刺激变发达，给心脏等器官造成较重的负担；三还可能使局部肌肉僵硬，失去正常弹性。所以，父母不要急于让孩子从事大人常练的引体向上、俯卧撑、仰卧起坐等力量练习。

想要让孩子身体健康、抵抗力强是一种好的思维，但是父母也要遵循孩子的成长规律，对于一些不适宜孩子年龄的运动，最好还是不要过早的尝试，以防引起适得其反的效果！

让孩子长高的秘诀

215

孩子不要和父母睡同一张床

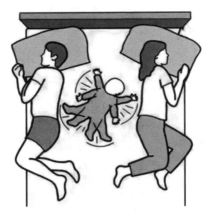

儿童不宜与父母睡同一张床

小婷婷从出生起就一直和爸爸妈妈睡同一张大床，前段时间妈妈忽然发现婷婷有些驼背。在医学专业人士的建议下，妈妈为她挑选了一张儿童床垫，并让婷婷单独睡。3个月后，加上合适的正骨手法，婷婷的驼背问题才得到改善。

为什么睡个床都能把脊柱睡成这个样子？其实这个事情在临床上一点都不奇怪，同一张床垫，爸爸一般身体重量比较重，妈妈一般比较轻，所以孩子睡在中间其实是一直斜着睡的。孩子为了保持平衡就不得不在床上保持一个奇怪的平衡姿势来睡眠。为什么国外家庭中很小的孩子就开始独立睡眠了，除了养成其独立意识外，确实对孩子的脊柱也有很好的养护作用。

很多孩子在出生后即便是单独睡，多数家长在为孩子选择床垫时也不太在意，认为只是小号的大人床垫而已。其实不然，儿童的睡眠习惯和身体结构与大人不同，他们好动、骨骼发育还没有定型，这些都是在床垫选择上需要考虑的。

 合适的床垫应该软硬适宜

有的家长希望孩子睡得舒服，给孩子睡软床垫；有的人则觉得孩子睡硬床，对脊椎发育好。到底什么样的床垫更适合孩子？

理想床垫，应该是由柔软的上层、下层和结实、牢固而富有弹性的中间层组成。一方面，中间层可以给孩子的身体以必需的支撑，另一方面，当中间层受到由体重产生的压力又可以传递给柔软的下层，从而托起孩子的身体，而不致其发生脊柱畸形。太软的床垫，睡起来虽然舒服但容易陷落，翻身困难；而太硬的床垫则不能适当地承托身体各部位，反而对脊椎形成更严重的慢性伤害，特别是正在发育的孩子，一旦脊椎受损，不但影响身高和形体美观，甚至还有可能影响内部脏器的发育。

此外，给孩子选床垫除了考虑弹力和支撑，还要留意其是否绿色环保。床垫面布要确保使用100%纯棉，内部胶水也必须使用环保胶水。

 床垫的选择一定要因人而宜

在购买床垫时可以让孩子试躺，让孩子躺在上面感受一下床垫是否可提供适度的支撑，即在躺卧其上时，能维持一种最自然的状态，没有压迫与不舒服的感觉。侧卧时须保持脊柱处于同一水平线上，随肩部和臀部的体形自然变化，仰卧时颈部和腰部需要获得更多承托，避免以上部位过度陷入床垫。

此外，选购床垫时，将个人身高再加上20厘米为最适当的尺寸，除预留放置枕头及手脚伸展的空间外，更可减少睡眠时的压迫感。体重较轻的孩子宜睡较软的床，使肩部、臀部稍微陷入床垫，

孩子不要和父母睡同一张床

腰部得到充分支撑；而体重较重的孩子适合睡较硬的床垫，弹簧的力度能给予身体每个部位良好支撑。可以参照身高、体重与床垫软硬对照表，那将更为科学。总之，睡眠习惯、体重体型和身高都对床垫的选择有影响，没有最好的，只有最合适的。

 为了脊柱健康，要学会床垫健康保养

孩子在床垫上是很开心的，尤其是在比较大的床上，这时候建议孩子不要随便在床垫上蹦来蹦去，因为在床上跳跃会使单点受力过大而令弹簧受损、床垫局部凹陷变形。一旦床垫变形，其实就意味着我们的脊柱不能够很好地在床上得到养护。

要学会定时反转和更换床垫。为避免床垫睡偏，建议各位家长在买床垫的第一年，每两三个月正反、左右相互对调 1 次。这样能使床垫受力平均，之后大约每半年翻转 1 次即可。偶尔转换床垫的放置方向，使得床垫各个部位的磨损达到一个平衡的状态，能延长儿童床垫的使用寿命。如果经济条件好的话，孩子的床垫尽量一年更换 1 次，因为孩子和大人不一样，身高、体重都会一年一个样，如果随着生长，身体在发生变化而床垫还是老样子的话，就有可能不知不觉间使脊柱遭受损伤。

孩子应该如何科学背书包

一项有关西班牙学龄儿童的研究显示，装满学校课本的书包与儿童背部疼痛高发有着直接关系。

参与研究的学生是来自于西班牙北部11所学校的12～17岁学生。研究表明，接近2/3学生的书包重量都超过其体重的10%。接着，专家对书包重量与背部疼痛进行了相关性分析表明，一年当中，学生们至少有15天都会背痛。根据书包的重量的差别，学生们被分成4组进行研究。结果显示，书包重量高的学生组比重量低的学生组更加易于患有背部疼痛。

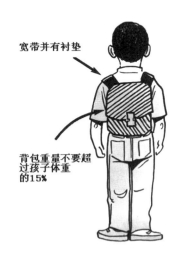

宽带并有衬垫

背包重量不要超过孩子体重的15%

正确背书包

研究报告总结道："我们获得的研究结果具有重大的意义。许多孩子背负了过重的书包，这种重量甚至对雇佣工人来说都是超负荷的。"

国内孩子的书包比国外孩子重多了，看起来跟瘦弱的身体极不成比例，其结果可想而知。那么孩子的书包应该如何背才有利于孩子的脊柱健康呢？

 怎样选择书包

1. 双肩背最合适

建议孩子尽量采取双肩背的背包方式。单肩背包或斜挎方式让人始终由身体一侧受力，久而久之难免造成体形歪斜。双肩背方式能分散背包重量，从而减少体形扭曲的可能性。此外，双肩包的背带上最好带有宽大衬垫，也有助于分散背包给身体带来的压力。

2. 拉杆书包也不错

拉杆书包对年纪稍小的学生是个不错的选择，因为他们不需要经常换教室或上下楼。拉杆书包的拉杆应该足够长，孩子用起来不用弯腰或扭身子；书包下轮应足够大，可以保证拉拽时不会震动和颠簸。

 怎样正确背书包

1. 尽量拉紧背包带

背包时应始终把背包位置保持在后背肌肉最强壮的中部。所以，背包者应该尽量拉紧背包带，防止书包滑到背部以下。这需要家长帮助孩子适当调整背包肩带长短，使孩子比较容易背起和放下书包。

2. 合理放置包内物品

合理放置书包内物品也很重要，最重物品应放在最贴近背部的位置。

3. 书包的重量不超过背包者体重的15%

如果书包重量超过背包者体重的15%，给身体造成的损害将成倍增加。因此，建议把背包重量控制在背包者体重的15%以下。

总之，要想孩子的身体发育不因为书包太重而受到损害，孩子背书包的方式一定要正确才行。

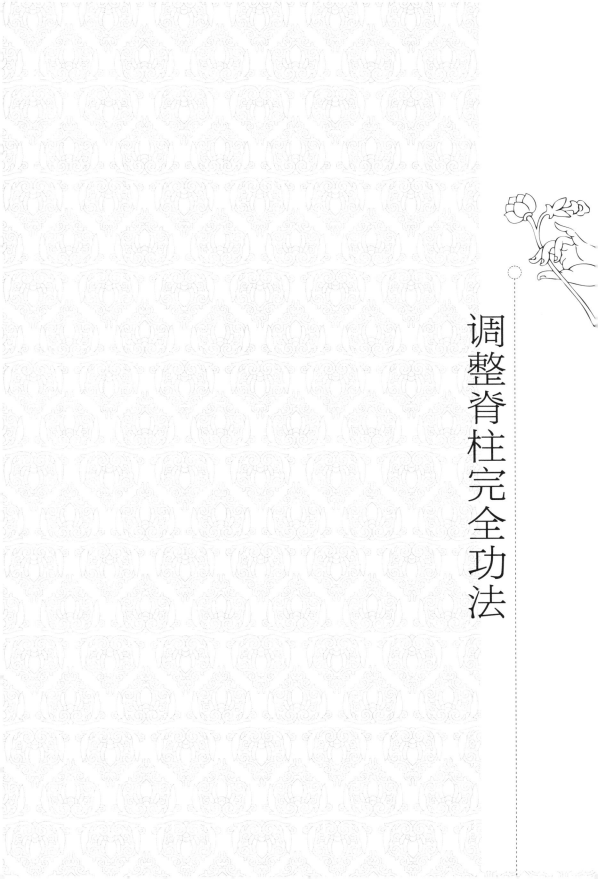

调整脊柱完全功法

少林僧人为什么脊柱健康状况那么好

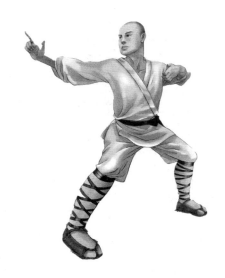

动静结合，正骨柔筋

　　我在研究脊柱亚健康人群的时候发现了一个特殊的现象：同样是以久坐为主，但是少林僧人却很少有脊柱问题。我们调查访问了100人，其中僧人和办公室人员各占一半，通过对他们的健康状况进行分析比较，得出以下结论：50名办公室人员每天的办公室工作在7小时以上，颈椎病、腰肌劳损的发病率每年在40%以上，经常发生颈肩部不适的占到其中的45%以上，主动到医院就诊检查求治者更是达到20%以上，腰腿痛的发病率则更高。而少林僧人每天坐禅10小时，出现颈肩部不适的只占8%，发生脊柱病症的概率不到10%，就诊的小于2%，几乎可以忽略不计。经常发生腰腿痛的占13%（除急性扭伤），以腰腿痛为主诉就诊的小于4%。显然，与办公人员比较，少林僧人脊柱疾病的发病率明显偏低。

那么，少林僧人的脊柱为什么不易有问题？因为他们掌握了脊柱健康秘诀——动静结合，正骨柔筋。

首先是生活方式。早上5点起床，上殿诵经，6点开始斋饭，斋饭以后，有条不紊地开始各自的工作与练功，练功中的筋脉或骨骼的错位，由年长的僧人进行正骨柔筋治疗，很快就会恢复。长期坐禅的僧人坐完后或者是坐之前就练习了正脊养生功法，尤其是少林八段锦和少林易筋经，所以少林僧人基本上不存在脊柱疾病。晚上6点斋饭后再禅定，8点后入静休息，真正做到日出而作，日落而息。

其次，是他们与世无争的心态，置身于山水之间，心态调整到无欲无求。

可以说动静结合的生活方式，筋脉骨骼移位后能得到正确及时的处理是少林僧人的身体与脊柱保持健康不病的基础。

下面，就让我们一起来看一看养护少林僧人脊柱的少林秘诀吧。

少林僧人为什么脊柱健康状况那么好

中国最古老的脊柱锻炼功法——五禽戏

在中国的历史长河中涌现出了很多名医，其中有一位被称为"外科之父""麻醉学之父""导引养生功法之父"，他就是与董奉、张仲景并称为"建安三神医"的名医华佗。华佗少时曾在外游学，行医足迹遍及安徽、河南、山东、江苏等地，一心钻研医术而不求仕途。后人多用神医华佗称呼他，又以"华佗再世""元化重生"称誉有杰出医术的医师。华佗根据前人研究所倡导的，模仿虎、鹿、熊、猿、鸟五种动物的神态和动作来强身健体的一种导引养生功法，叫作五禽戏。五禽戏是中国民间广为流传的、也是流传时间最长的健身方法之一又称"五禽操""五禽气功""百步汗戏"等。据传华佗的徒弟吴普依法锻炼，活到90多岁依然耳不聋，眼不花，牙齿完好。

现代医学研究也证明，作为一种医疗体操，五禽戏不仅使人体的肌肉和关节得以舒展，而且有益于提高肺与心脏功能，改善心肌供氧量，提高心肌排血力，促进组织器官的正常发育。作为中国最早的具有完整功法的仿生医疗健身体操，五禽戏也是历代宫廷重视的体育运动之一。经常锻炼五禽戏不仅可以行气活血，舒筋活络，防治疾病，而且对于脊柱的养护与康复有非常好的作用，堪称中国脊柱锻炼最古老的功法。

下面我们看一下五禽戏动作对于脊柱锻炼的神奇作用。

 虎戏

1. 虎举

本动作类似于八段锦的第一个动作双手托天理三焦，可以有效调理三焦之气，上提肩胛骨以及颈肩部肌肉，因长期伏案工作而经常僵硬的颈肩部肌肉得到有效牵拉；头部向上昂起，可使颈部后侧肌肉得到有效舒缓，可以有效地预防颈椎病的发生，同时对于颈椎病的康复训练意义也非常大。

2. 虎扑

本动作是在体前屈时最大能力地延伸脊柱，要领是要抬头、塌腰、尾闾上翘，两手尽量前扑。本动作在前举上肢的基础上，探膀弯腰，由于抬头的原因，使腰背部的肌肉在不受伤害的基础上得到有效的牵拉，可以有效防止肌肉痉挛，减少腰痛的发生。

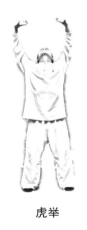
虎举

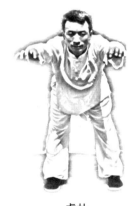
虎扑

 鹿戏

1. 鹿抵

本动作模仿小鹿用"鹿角"相互磨抵嬉戏的动作，其动作实质是脊柱的侧屈加回旋，同时使异侧骨盆前倾内收。在重心前移成弓步时（注意弓步状态，膝关节不要超过脚尖，以免对膝关节造成损伤），膝关节前顶使得骨盆成前倾内收姿势固定，然后转腰、转头，同时脊柱侧屈，形成对一侧脏腑的良性按摩和对侧脊柱旁竖脊肌的牵拉拔长。经常练习，肌肉就会有一个良性记忆，不至于在忽然做转腰动作时造成扭伤，长期练习还可以使我们腰部的脂肪大量消耗，有益于缩

调整脊柱完全功法

减腰围，保持苗条身材。

2. 鹿奔

本动作的整个运动是脊柱由伸到屈、再由屈到伸的过程。弓步屈手腕时，脊柱处于自然放松状态；重心后移、脊柱后弓时，整个身体由伸膝、扣髋（骨盆尽力前倾）、弓腰（腰椎屈）、含胸（胸椎屈）、扣肩，再两臂内旋把腰背的力量传至手指尖，使整个脊柱得到充分的伸展和拔长，尤其是对肩胛骨周围肌肉群的良性刺激更加明显。

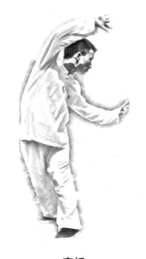
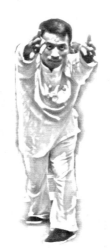

鹿抵　　　　　　　　　鹿奔

 熊戏

1. 熊运

从两脚左右开立的预备姿势开始，两手握空拳成"熊掌"放在下腹部，微屈膝、敛臀（骨盆前倾）、松腰（腰椎微屈）、含胸（胸椎屈）、低头（颈椎屈）看手，身体重心放在预备姿势的重心垂直线上（身体中正，重心点微下移，身体不能前后倾斜）。然后，脊柱屈时加侧屈，即前屈加侧屈的组合动作。上动不停，再做伸脊柱的动作，这时骨盆后倾，变成脊柱侧屈动作。上动不停，骨盆后倾，同时配合伸脊柱动作。而后，侧屈脊柱，做侧屈加前屈动作，骨盆配合脊柱运动由后倾至前倾（即尾闾前上卷）。上动不停，脊柱恢复至屈脊柱状态。整个运转过程中，两手在脊柱运动的带动下，从肚脐下的起点到一侧髋骨上角，到肚脐上，再到另一侧髋骨上角，最后回到肚脐下的起点。长期练习可以健脾胃、助消化、消食滞、活关节。"熊运"的整个动作是脊柱的组合运动过程，其要领是依靠脊柱的运动带动两手围绕肚脐划立圆，要求动作缓慢圆润，不使用暴力。

2. 熊晃

"熊晃"的动作较为复杂，是习练者感到较难掌握的动作。这个动作不仅有脊柱的屈伸回旋，还有重心的前后移动，考验上下肢与躯干运动的整体协调能力。"熊晃"中的提髋动作是单腿站立的脊柱侧屈动作，要注意骨盆侧倾与脊柱侧屈的相互配合。然后膝关节屈膝前领，骨盆前倾，脊柱回复到伸直状态。重心前移，落步踏实。上动不停，重心微前移，同时回转脊柱带动肩、手臂前靠。重心边后移，脊柱前屈加侧屈形成对一侧脏腑的按摩。重心继续后移，脊柱边回转、边伸直，依靠脊柱的回转带动两臂前后自然摆动。上动不停，重心再

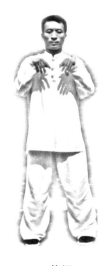

熊运

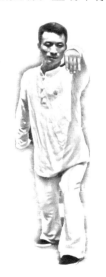

熊晃

调整脊柱完全功法

由后向前移动，脊柱前屈加侧屈形成对另一侧脏腑的按摩，而后，脊柱边伸直、边回转，同样是依靠脊柱回转带动两臂前后摆动。做这个动作一定要各个关节圆润协调，才能起到锻炼的效果。

 猿戏

1. 猿提

"猿提"动作较为简单，头顶百会上领，提踵、提肛、耸肩三个动作一气呵成，使得身体重心在直立姿势时的重心垂线上面向上移动，然后屈胸椎、两肩内扣。猿戏中的猿提动作遵循"提吸落呼"的呼吸方式，身体上提时吸气，放松回落时呼气。上提时吸气缩胸，全身团紧；下落时放松呼气，舒展胸廓，这组动作有助于增强心肺功能，缓解气短、气喘等症状。同时对肩胛骨内侧的菱形肌有效地进行刺激，可以有效改善临床上胸椎小关节紊乱所造成的后背疼痛酸胀的症状。

2. 猿摘

"猿摘"要注意以脊柱的转动带动手臂，在成丁步转头看桃时，收手收脚在脊柱回转的带动下同时完成，从蹲步到前仰步达到整体的协调一致。本式动作舒展大方，通过练习能够有效地对于肩颈部肌肉

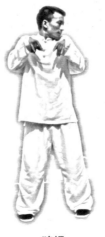

猿提

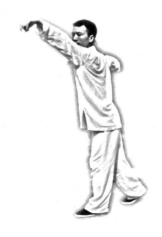

猿摘

进行舒缓，同时还对腰背部肌肉进行动态的牵拉，防止腰肌劳损的发生意义明确。

 鸟戏

1. 鸟伸

"鸟伸"是脊柱由屈到伸、再由伸到屈的过程。由两脚开立开始，微屈膝下蹲，两手在腹前相叠，这时屈脊柱，同时骨盆前倾；然后，伸膝、伸髋（骨盆后倾）、伸腰（腰椎伸）、挺胸（胸椎伸）、抬头（颈椎伸），同时两肩展开、两肩胛骨内靠，形成以头和后伸的脚为端点的整个身体向后的弓形。随后，屈膝、屈髋（骨盆前倾）、松腰（腰椎屈）、含胸（胸椎屈）、低头，回复到两手腹前相叠的屈膝微蹲动作。

2. 鸟飞

"鸟飞"动作以两臂的大开大合模仿鸟的翅膀飞翔的动作，两臂的开、合要依靠脊柱伸、屈来带动。两臂上举时，伸膝、伸髋、伸脊柱；两臂下落时，屈膝、屈髋、屈脊柱。练鸟戏时，动作轻翔舒展，可调达气血，疏通经络，祛风散寒，活动筋骨关节，预防夏季关节炎

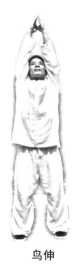

鸟伸

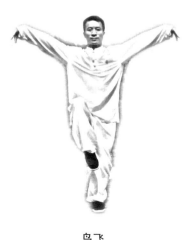

鸟飞

的发生，而且还能增强机体免疫力。同时由于是单腿直立，要保持身体平衡的话需要有效调动脊柱周围的核心肌力，长期坚持练习会对脊柱有很好的养护作用。

从上述的简要分析可以看出，五禽戏模仿虎之威猛、鹿之安详、熊之沉稳、猿之灵巧、鸟之轻捷以锻炼身体，可增强体力、行气活血、舒筋活络，也可用于慢性病的康复治疗。一般可练全套，也可选练其中的1～2节。如虎戏可醒脑提神、强壮筋骨。鹿戏可明目聪耳、舒筋和络、滑利关节。熊戏可健腰膝、消胀满。猿戏可提高人体对外界反应的灵敏度，还可防治腰脊痛。鸟戏可增强呼吸机能，提高人体平衡能力，集中锻炼脊柱深层肌肉群。希望我们在习练的过程中，高度重视脊柱运动，深刻认识功法内涵，将有助于提高练功效果，同时在临床康复训练中形成针对性，对于一些特定疾病可以抽出来进行针对性练习。

易筋经是锻炼脊柱最好的功法

易筋经是中国古代流传下来的一种以变易筋骨、强身健体为目的的健身功法，相传为中国禅宗初祖达摩所创。少林寺僧侣曾对其进行改编，逐渐适用于基础层面的健身到高层次搏击的功法训练。易筋经完善于唐宋，自明代开始在社会上广泛流传，在中国传统健身运动中占有重要位置。其中"易"是改变、运动、变化的意思。"筋"，是人身之筋络，大概包括血管、神经、肌肉、韧带、肌腱等组织，另有一种说法是十二经络当中的经筋。"经"，则指可以传世的经典性著作。故易筋经是指最具代表性的变易筋络方法。通过易筋经的长期练习，可使人身体发生质的变化，身体由弱变强，再由强变得更加刚健。它的主要特点是动静结合，内静以收心调息，外动以强筋壮骨，可以有效改善人体的内脏功能，推迟衰老，甚至达到返老还童的神奇效果。

如果结合现代解剖学和运动康复学原理来解析，易筋经其实就是一套非常有效的脊柱保健操，能够强化身体深层肌肉，帮助缓解和修复颈肩腰腿痛等问题。

在欧美很多物理治疗师、康复训练师对易筋经等中国武术都非常醉心，他们认为里面暗含着建立良好发力策略的诸多密码，运用这些密码能够让人更高效安全的运动生活。

易筋经的基本姿势都符合人体解剖的中立位，从医学角度上来说在中立位上做运动是最安全的。此外，易筋经中的大多招式是在伸展状态下做动作，其实就是一种肌肉的离心运动，而肌肉的离心运动被现代运动科学认为是增加肌肉力量最值得关注的运动模式，这种让肌肉边拉长、边收缩的运动，能非常有效地提高肌肉控制力和耐力。

下面，我们就学习一下简易版的少林易筋经，看看它对脊柱的养护作用。（因为篇幅原因，我们只学习定式，定式其实也是桩式，桩式练好再求动作，上手很快，事半功倍。）

起势

动作：气沉丹田（也就是采用深长的呼吸，整个过程中动时呼气，静时吸气），含胸拔背，提肛（也就是收紧核心肌群中的盆底肌），全身放松，舌舐上腭。轻抬左脚向外打开，与肩同宽，轻轻点地，将重心放于身体的中间。

功解：虽然只是一个起势，但是对于我们的意义非常大。两脚开立，身体的重心放在中间，说起来容易做起来难，在日常生活中，因为不良的姿势和生活习惯很多人习惯把重心放在一条腿上，导致我们的身体遭受脊柱倾斜等损伤，所以我们应该把起势作为一个重要的姿势来练习，掌握重心均衡分配的感觉和技巧。

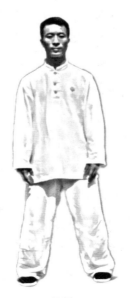

起势

韦陀献杵第一式

动作：自然呼吸，两腿挺膝，两足跟内侧相抵，脚尖外撇，成立正姿势，躯干正直，头顶之百会穴与裆下的长强穴要成一条直线；目平视，定心凝神；左手阳掌右手握固，右手放于左手之上，停于胸前膻中穴外，式定后踮起脚后跟，脚尖着地约静立1分钟。

功解：本式动作有效刺激手阳明大肠经经筋，使腕关节、肘关节和肩关节的肌腱得到有效的锻炼，同时脚尖点地保持平衡是一件不容易的事情，可以有效刺激脊柱周围的核心肌力，使脊柱在静立的状态下习惯正确的姿态。

这里需注意一点，在锻炼的过程中要逐渐学会脚后跟、小腿、大腿、臀部并在一起，这样会加强对脊柱的核心肌群的锻炼作用。

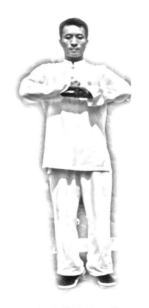

韦陀献杵第一式

 韦陀献杵第二式（横担降魔杵）

动作：自然呼吸，两掌从胸前向体侧平开，手心朝上，成双臂一

调整脊柱完全功法

字状；同时两足后跟翘起，脚尖着地，两目瞪睛平视；心平气和。式定约静立0.5分钟。

功解：本式动作有效刺激手太阳小肠经经筋。练习时，手指要有向两侧无限延伸感，向后夹紧背部时感觉两肩胛骨无限接近。这个动作能够拉伸整个手臂以及肩关节周围肌群，并锻炼肩胛带周围稳定肌群，强化后背力量，扩展前胸。

韦陀献杵第三式（掌托天门）

动作：五指相对，双手上举高过头顶，掌心向上，指尖相对，两中指相距约3厘米。目视前方，舌舐上腭，咬齿，气布胸际。式定后约静止0.5分钟。

功解：本式动作有效刺激手少阳三焦经经筋。上托的手掌要齐平，肩膀放松下沉，肋骨内收不要外翻。整个动作使脊柱、后背、肩部，上臂肌群得到有效伸展，并锻炼小腿腓肠肌和臀大肌，让下肢肌群更有力量，达到上虚下实的目的。

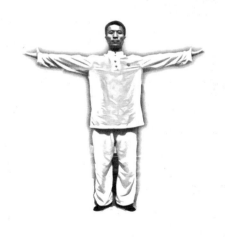

韦陀献杵第二式

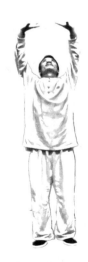

韦陀献杵第三式

第四式：摘星换斗式

动作：左脚实，右脚虚。左掌回收于背后，掌心朝下，尽力下按；同时扭项，目视右掌。式定后要气布胸际，深长鼻吸，约静立0.5分钟。

功解：本式动作有效刺激手少阴心经经筋。转动时髋部带动身体整个平面转，髋部、肩膀水平，能够锻炼胸腰段的深层肌肉，并强化臀部肌肉，缓解腰椎压力。站起后上抬手的手肘与肩膀齐平，脊柱中正，不倾向某一侧，肩胛骨向中间收，扭转头部时会感觉到颈部胸锁乳突肌拉伸，并且锻炼头颈部深层的回旋稳定肌群，对颈椎问题有改善作用。虚步的动作在标准的状态下会对支撑腿的股四头肌起到有效的良性刺激。

 第五式：倒拽九牛尾式

动作：右脚跨前一步，成右弓步，同时右掌从体后向体前变握拳，翻腕上抬，拳心朝上停于面前。左掌顺式变拳，拳心朝上停于体后，两肘皆微屈；力在双膀，目视右拳。左式与右式相反。式定后约

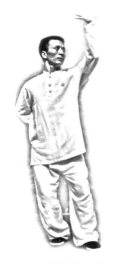

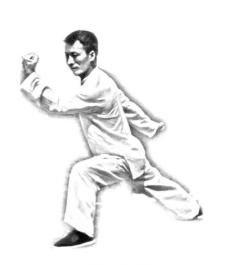

摘星换斗式

倒拽九牛尾式

静立0.5分钟。

功解：本式动作有效刺激足太阴脾经经筋，通过腰部扭转有效刺激背部夹脊穴。膝盖、脚尖保持同一个方向，不塌腰顶髋，内收时要感觉到身体以脊柱为轴夹紧。膝盖整个过程不受力，只有大腿前侧和内侧、臀部受力。这个动作能够激活臀部深层肌肉，从而缓解腰椎的压力，对于退行性膝关节炎的缓解效果明显。弓步的状态也会有效刺激髂腰肌，对于改善下交叉综合征效果明显。

第六式：出爪亮翅式

动作：左腿蹬力，提左脚落于右脚内侧成立正姿势；同时双拳回收于腰际，拳心朝上，继而鼻吸气，挺身，怒目，双拳变立掌，向体前推出，掌心朝前，掌根尽力外挺；然后鼻呼气，双掌再变握拳，从原路回收于腰际，拳心向上；再鼻吸气，双拳变五掌前推，如此反复7次。

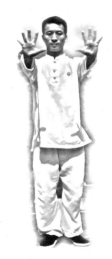

功解：本式动作有效刺激手厥阴心包经经筋，通过牵拉肩部、后

出爪亮翅式

背脊柱周围的斜方肌、菱形肌、大小圆肌等，能够有效改善颈肩部、后背部肌肉酸痛不适的症状，缓解胸椎小关节紊乱。由于上肢前臂是在内旋的状态下向前伸展，会对肱桡肌肌群有一个良性刺激，防止网球肘的发生。

第七式：九鬼拔马刀式

动作：右拳变掌从腰际外分上抬，至大臂与耳平行时，拔肩、屈肘、弯腰，扭项，右掌心朝内停于左面侧前，如抱头状；同时左拳变掌，回背于体后，尽力上抬。式定后约静立0.5分钟。另一式左右手势互换。

功解：本式动作有效刺激手太阴肺经经筋。手臂的上下扭转可以有效打开胸腔，改善呼吸系统功能，刺激人体免疫器官胸腺，提高人体免疫力。身体扭转可以使脊柱尤其是颈椎周围附着的软组织得到有效牵拉。

 第八式：三盘落地式

动作：自然呼吸，左足外开成马步，同时左掌下落，右掌从体后往体前上抬，至两掌心朝上于胸前相遇时，再外分，双肘微屈，掌心朝下按力于双膝之前外侧。式定后舌抵上腭，瞪睛，咬齿，静蹲0.5~1分钟。然后双腿起立，两掌翻为掌心朝上，向上托抬如有重物；至高与胸平时，再翻为掌心朝下，变马步。三起三落，共蹲桩静立约1~3分钟。

功解：本式动作有效刺激足少阴肾经经筋。下蹲并且踮起脚尖是

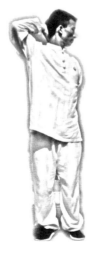

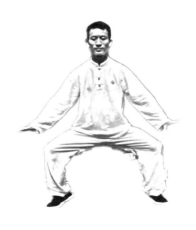

九鬼拔马刀式　　　　　　　　三盘落地式

237

调
整
脊
柱
完
全
功
法

一件非常不容易的事情，初练者不要强求一蹴而成，可以循序渐进，慢慢来。在本动作实行的过程中你会发现腰背部的竖脊肌得到了有效的刺激和锻炼。竖脊肌是脊柱的盔甲，它的强健能够有效顾护脊柱稳定。

第九式：青龙探爪式

动作：两目平视，左足回收于右足内侧，成立正姿势；鼻呼，左掌自胸前变拳，顺式回收于腰际，右掌自胸前变爪，五指微屈，力周肩背，从腰际向体右伸探。左右互换，反复做3遍。

功解：本式动作有效刺激足少阳胆经经筋。对于肩背部脊柱周围肌群实行有效的刺激，尤其是对胁肋部位的肋间内外肌进行有效的牵拉，可以有效防止人体脊柱在左右扭转时的意外损伤。

第十式：饿虎扑食式

动作：双拳停于腰际。右脚向前迈一大步。左脚跟掀起，脚尖着地，成右弓步；同时俯身、拔脊、塌腰、昂头；两臂于体前垂直，两

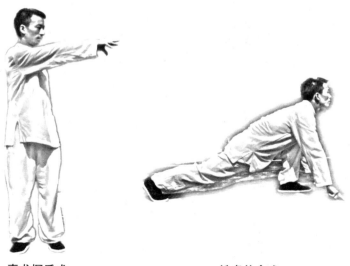

青龙探爪式   饿虎扑食式

掌十指撑地，意在指尖。凡动作相反，为左右互换，式定后约静立0.5分钟。

功解：本式动作有效刺激足阳明胃经经筋。通过下蹲动作对于胃肠部位进行挤压，可以有效起到按摩胃肠的作用，同时前后脚站立，可以有效对股四头肌、股二头肌、半腱肌、半膜肌进行良性牵张。此外，在做本动作的时候，脊柱反向卷曲，能够有效对竖脊肌进行锻炼。

第十一式：打躬式

动作：上右足平行于左足内侧，距离约与肩宽；然后变为弓腰、垂脊、挺膝。头部探于胯下，同时两肘用力，两掌夹抱后脑，两掌心掩塞两耳，意在双肘尖。式定后随意停留片刻。

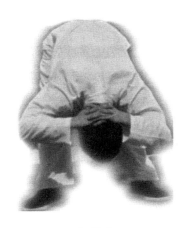

打躬式

功解：本式动作有效刺激足太阳膀胱经经筋。足太阳膀胱经是人体的藩篱，起到里外驱邪的作用，所有脏腑的背部表现区域都位于膀胱经的背俞穴上。本动作可以有效对整体脊柱进行牵拉，特别是对坐骨神经所在区域进行牵拉，真正表现出来"筋长一寸，寿延十年"的感觉，可有效促进任督二脉的通畅。

第十二式：掉尾式

动作：顺呼吸，挺膝，十趾尖着地，两手下落，微屈，两掌相附，手心拒地；同时瞪目视鼻准，昂头，塌腰垂脊，凝神益志，意存丹田。式定后脚跟落地，再掀起，3次后即伸膀挺肘1次；共脚跟顿地21次，伸膀7次；然后起立，成立正姿势。

239

调整脊柱完全功法

功解：本式动作有效刺激足厥阴肝经经筋。肾主骨，肝主筋。本式动作的锻炼是在上一个动作的基础上进一步的深化，能够有效刺激到整体的脊柱。尤其是向左向右的掉尾动作，在牵张脊柱的同时对于肝胆经的牵拉也非常明显，尤其适合于现在应酬比较多的人群练习，注意在练习中注意安全，不要跌倒。如果说易筋经是治疗强直性脊柱炎的重要方法之一，那

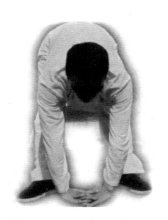

掉尾式

么"掉尾势"是治疗该病的一件利器，即使对于普通人群，进行该式训练也会有效防止脊柱疾患的发生。

佛教四威仪让我们学会正心正骨

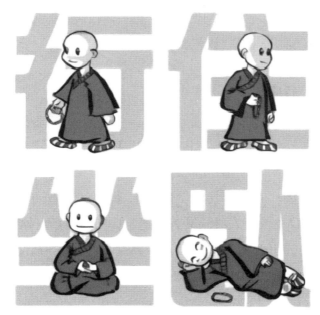

佛教四威仪

威仪，指威严的姿态。四威仪也就是平时所说的行、住、坐、卧四种姿态。一个修行人的风姿，在举止言谈中都可表露无遗，走路时，要像风一样迅速无声，不左右摇摆；坐下来时，要像钟一样平稳、庄严；站立的时候，要像松树般笔直；睡觉时，睡姿要以吉祥式的右胁而卧，像一张弓。

追溯起源，四威仪出自《菩萨善戒经》，指修行之人，心不放逸，若行若坐，常在调摄其心，成就道业。虽久于行坐，亦当忍其劳苦，非时不住，非时不卧。设或住卧之时，常存佛法正念，如理而住。于此四法，动合规矩，不失律仪，是为四威仪也。

现代人常见的脊柱疾病大多与不健康的生活方式有关。生活方式则主要表现在行、立、坐、卧四个方面，即佛教所说的四威仪。因此四威仪的训练不单单对于出家人的风仪有好处，对于我们普通人也有莫大的益处，比如我们对于子女的教育就可以从最简单的行住坐卧入手，一开始可能只是有样学样，但是到达一定的时间，量变就会变成质变，慢慢形成好的习惯以后，再去做错误的姿势就会觉得很不舒服，能够预防颈椎病、腰椎病等脊柱疾患的发生。

行威仪

佛家讲究行如风：举止动步，心不外驰，无有轻躁，常在正念，以成三昧，如法而行也。行走时，眼睛要平视，不可左抛又瞄，不可脚跟拖拉出声，举止庄重而安然，心存正念，此即如法之行，具威仪之相。行走时如风行水上、无有滞碍，即不急不躁、从容自在。

四威仪中的行，其狭义为行走，广义则包括身体从一个地方到另一个地方的任何方式的移动。经典中说的"可行知行"，是说可行则行、当行能善行，避免不善巧的有害之行与时间、场合上不必要之行。

这里面就包含了劳的概念，过度的动作就是过劳，如果在某一段时间内由于工作量大、加班加点而透支体力，就会导致身疲力乏或身体局部劳损；如果长年累月的透支体力，则可能导致不可逆转的身体损害。很多人搞不清身体正确的保养方法，比如特别劳累的时候，我们应该是静养，等待身体的精力恢复，而不是再去做大体力的活动，因为在劳累的状态下过量的运动会使体内耗氧量急剧增加，并产生大量"活性氧"，更让人易感疲劳、过早衰老；此外剧烈的运动也会加剧身体一些组织器官的劳损、一些生理功能的失调，甚至导致人体免疫系统受损。我们曾经听到不少有关职场人士身心憔悴时还要去健身房锻炼身体而导致猝死的事情。对于工作繁忙者，应该多多提倡适宜的有氧运动，如散步、慢跑、舞蹈、瑜伽、太极拳、伸展运动等，会很好的调节身心并促进健康。

立威仪

佛家讲究立如松：非时不住或住时，随所住处常念供养、赞叹经法，广为人说，思惟经义，如法而住也。立，经典中又作"住"，即是站立、住立。佛教中立威仪所要求的"立如松"，即站立时，应如松树般地安稳，不可轻率扭斜或身体抖动，头项正直、全身挺拔，避免耷拉着头、含腹垮腰，并心存正念，如此方具威仪之相。另外经典中所说的"可住知住"，是说可立则立、当立能善立，避免不善巧的有害之立与时间、场合上不必要之立。

学会如何正确去站，都能把站变成功夫，比如中国武术的基本功——站桩，站个把小时不但没有疲劳之感，反而会觉得精力倍增功夫上涨，但是如果这个站是被动的，长期站立就会造成一系列损伤，导致下肢酸胀、乏力，踝部、足背可出现水肿，甚至常年下来形成静脉曲张，这一点在军人、售货员、教师当中比较常见。所以对从事长期站立工作的人员，我的建议还是找到好的老师学会如何正确去站，当感觉疲劳时可两条腿轮换支撑全身重量，也可以踮起脚后跟一起一落地活动一下，每晚睡前用热水泡脚或做腿部按摩。

坐威仪

佛家讲究坐如钟：跏趺晏坐，谛观实相，永绝缘虑，澄湛虚寂，端肃威仪，如法而坐也。坐于任何可坐之处即为坐。佛教中坐威仪所要求的"坐如钟"，是说坐时应将精神统一、身心放松。由后观之，仿如大钟一般稳定。上身端正、下盘稳固，避免歪头垂头、前俯后仰、东倒西歪、倚墙靠柱、跷腿抖腿。当心存正念而坐，观照自心，如此之坐，具威仪之相。另经典中说的"可坐知坐"，是说可坐则坐、当坐能善坐，避免不善巧的有害之坐与时间、场合上不必要之坐。

中医讲久坐伤肉，就是说长久保持坐的状态会使身体的肌肉肌腱韧带失去活性，又因为姿势的不正确，从而使脊柱发生种种病变，比如长期低头造成颈椎病的发生，久坐不动导致腰肌劳损，经常不运动忽然间发力动作或者做爬山、久行等动作从而诱发腰椎间盘突出症等发生。久坐者因缺乏全身运动，会使胃肠蠕动减弱、消化液分泌减少，日久就会出现食欲不振、消化不良以及脘腹饱胀等症状，也会使脂肪堆积在下腹部和腰背部，导致向心性肥胖；有时还会引起便秘、痔疮与坐板疮；久坐者还容易得前列腺炎，长期坐班者患此病高达30%。长期静坐操作电脑还容易出现各种眼病，如眼睛干涩、发痒、灼痛、畏光、视觉模糊和视力下降，有的人还感到头晕、头疼，这在医学上称为电脑眼病。还有，经常使用电脑时，手腕关节因过度劳累，比较容易患"鼠标手"，主要表现为腕部肌肉和关节、示指和中指僵硬疼痛、麻木及拇指肌肉无力感。

卧威仪

佛家讲究卧如弓：非时不卧，为调摄身心，或暂时的卧，则右胁晏安，不忘正念，心无昏乱，如法而卧也。卧，指全身躺卧。佛教中卧威仪所要求的"卧如弓"，是说卧时右侧，上身挺直，两腿相累稍曲，是为"吉祥卧"，并注意避免扭身睡、半坐半卧睡。又《摩诃僧祇律》卷三十五谓不得阿修罗卧（仰卧）、饿鬼卧（伏卧）、贪欲人卧（左侧卧），而只许右侧卧，但恶眠而于不自觉间翻动者及老病者、右胁痛疮者则属例外；《十诵律》卷四十五则谓不得在灯明中卧，无病者不得随意昼卧；《大比丘三千威仪》卷上说不得向壁卧。另外经典中说的"可卧知卧"，是说可卧则卧、当卧能善卧，避免不善巧的有害之卧与时间、场合上不必要之卧。

睡觉的时间也有讲究，总的原则应该是身体的小宇宙与外界的大宇宙相吻合，日出而作，日入而息。现在的生活将外在的大环境和内在的小环境彻底搞紊乱了，许多上班族经常需要加班熬夜，另一些人则夜生活丰富，在外流连忘返。长此以往，会导致人体生物钟颠倒，神经系统、内分泌系统紊乱，从而出现食欲不振、失眠、多梦、精神萎靡、反应迟钝、健忘以及头晕、头痛、腰膝酸软、手脚冰冷等症状，进而诱发神经衰弱、高血压、胃溃疡、糖尿病等疾病。睡眠不规律通常会导致饮食不规律。如夜生活丰富者夜间通常过量进食，易引起肥胖、失眠等。睡懒觉的人通常不吃早餐，胃肠经常发生饥饿性蠕动，久之易得胃炎、胃溃疡病。

睡眠时间过多对人体健康同样不利，佛家在讲睡眠的时候，不但会讲到睡觉少的危害，还会经常讲到睡懒觉的害处。尤其是慢性病患者，如果有赖床不起的习惯，会使机体的患病器官日趋衰退，导致病情加重。经常睡懒觉会扰乱人体生物钟和人体激素的分泌，如白天激素上不去、夜间激素降不下，则让人夜间睡不着，白天却精神萎靡、反应迟钝。人体在长期卧床、活动减少的情况下，骨骼中的钙就容易脱落，尿钙增多则容易发生结晶，久之可能会形成肾结石。有些患者因长期卧床、极少起床活动，身体的重量长期压迫某处组织，容易产生很多相关并发症，如褥疮、便秘、尿结石、高血钙、骨质增生、骨质疏松、泌尿系统感染、肺炎、肺栓塞、心血管疾病、口腔疾病、肌肉失用性萎缩、关节硬化等，从而导致最终治疗失败。

总而言之，为了保证身心健康，在日常生活的行、立、坐、卧中，一方面要注意姿势、威仪，另一方面要避免过度劳损。《大智度论》卷十中说人身"常病常治，治故得活，不治则死……复有身四威仪：坐卧行住，久坐则极恼，久卧、久住、久行皆恼"。《黄帝内经·素问·宣明五气篇》中也说道："久视伤血，久卧伤气，久坐伤肉，久立伤骨，久行伤筋，是谓五劳所伤。"面对"五劳"，《黄

调整脊柱完全功法

帝内经》提出了"不妄作劳""形劳而不倦"的养生原则。针对这些情况，《黄帝内经》提出久立者宜卧，久卧者宜行，久行者宜坐，久坐者宜动。在日常学习、工作、生活中，要避免过度劳损，通过四种威仪相互调节，才可以保证心正骨正，骨正筋柔，把疾病扼杀在萌芽当中。

强壮脊柱的好功法——少林站桩功

　　站看起来很简单，其实里面有很大的学问，在其他章节当中我已经描述过正确的站姿，以及这些站姿对身体的好处和原理，在这里就不再赘述。下面给大家讲的是少林寺把站练成的一种功夫，叫作少林站桩功法，通过站桩不但可以强壮脊柱，还可以祛病强身，提高人体免疫力，可以说是百练不如一站，一站五脏安。

　　人的自我锻炼不外乎形体和精神两个方面。站桩功也离不开这些原则。初练时，以形带意（意自形生），久练后以意领形（形随意转）。人身的动是基本的，绝对的；静只是相对的，是为了更好地动。所以练功者要静中求动，动中求静，静中有动，动中有静，内静外动，外静内动。站桩功的指导原则是"大动不如小动，小动不如不动，不动之动才是生生不已之动"。这里所说的不动，实际上是外静内动，静中求动，所以是先生不已之动。因此练习站桩功要保持一定的姿势不变，有了一定基础之后，才能"从不动中求微动，微动中求速动"。静如渊停兵峙，动如潮涌山移，缠绵如春雨，迅捷如雷霆，练习既久自能有此体会。

　　站桩功的基本姿势：身正体端，双足平行站立，注意肩井穴对涌泉穴，双脚趴地，膝部微屈，身体保持正直平稳，重心放在两脚掌上，膝有

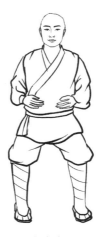

站桩功

前顶之意，臀部后坐，两手缓缓抬起，与胸同高，掌心相对向内，距离约30厘米，臂半圆，腋半虚，呈环抱状，十指自然分开，略有撑意，心平气和，排除杂念，精神集中，呼吸通畅。

很多网友看了我在电视台的讲座，都对站桩功特别感兴趣，经常在我的博客上留言咨询。他们大多数觉得这个动作看起来很简单，但要想达到锻炼的效果是不是还有什么讲究和窍门呢？下面，我再从细节处讲讲站桩功，希望能对朋友们有所帮助。

1. 头颈部调整——头顶如绳吊，隔墙看风景

头顶如绳吊，下颌夹鹅蛋：意识当中好像下肢悬空，身体仅仅被一条线悬着头部百会穴一缕头发，但顶心在意念中似向内收缩。

下颌微收，如同夹住一个鹅蛋，用力适度。整体头部转动轻灵，不对颈椎产生额外的压力，这样颈椎也就自然保持了最佳的曲度。

脖子微梗起，隔墙看风景：感觉后脖子贴在了衣领上，头颈不可过分用力，否则就"僵"了。整体上的感觉就好像站在墙这边伸长脖子探着腰看墙那边，这时用手触摸颈后的凹沟，会发现它因肌腱拉紧而鼓平。

眼观鼻、鼻观口、口观心：两目睁开向前平视、半开半闭或闭目均可，但两眼睁开时，散线视觉内敛于鼻尖，至口至心，这就是所谓的眼观鼻、鼻观口、口观心。

舌抵齿龈，呆若木鸡：牙齿像咬着一根牛筋，但不能咬断，舌微上卷，抵住上齿龈部位，不能太用力，在这种状态下口腔内的唾液会增多，将其慢慢下咽，并随其势向丹田处布气。

面容讲究呆若木鸡，不要像有些书本所讲的面带微笑，因为这样会带动面部肌肉收缩，导致身体不能有效放松。

锁骨要齐平：要有意识地保持锁骨向两侧下降和铺放，这个要领甚为关键，实为少林功法秘传。为什么呢？大家不妨做个试验：举臂或踢腿，再用手触摸锁骨处，常人的锁骨和其周围的肌腱都会随动

作而上起，只要锁骨上浮，就会出现耸肩和胸部发紧、气向上浮的现象。这样就无法做到真正的放松，整个动作就失去了一大半儿的意义。

2. 肩部调整——肩胛骨下降放宽

很多老师讲松肩是练功的诀窍，其实并不确切，因为上肢的根节不是肩部而是肩胛骨，只有肩胛骨下降放宽才能真正做到肩放松，同时有利于脊柱控制上肢的运动。

肩胛骨下降的同时胸部须向下松沉，这不同于传统拳术中的含胸的模糊概念，这一要领的目的不仅是为了保持胸窝的松软，更重要的是约束胸廓运动，加强心脏弹力，保证在运动条件下五脏位置合适，以符合心为君主之官的要求。

3. 脊柱调整——伸长脖子拉长腰，整个脊柱像弹簧

伸长脖子拉长腰：脊柱是人体最重要的运动中枢，矫正脊柱就是矫正脊柱后天形成的四个生理弯曲，使之成为大椎上拔、尾闾下沉、背部后靠的后绷形态，感觉如同"隔墙视彼物，牛拉重车行"，伸长脖子拉长腰。

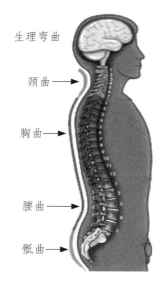

生理弯曲

颈曲

胸曲

腰曲

骶曲

命门要顶起：另外一个重要之处就是命门顶起。正常人的腰椎有一个向内的生理曲线，用手一摸便知，站桩状态中，就要将这个生理曲线拉直、填平。具体方法就是在尾椎内扣下坐同时，命门穴有意识向后顶起，可以这么体验一下：整个后背贴在墙上，然后将后腰凹陷处也向后顶起，贴在墙上的感觉。这里要注意一点，就是命门顶起能够将后腰弯曲处自然填平即可，不要刻意、过分地向后顶，否则会造成驼背、折腹，这就是错误的桩态。

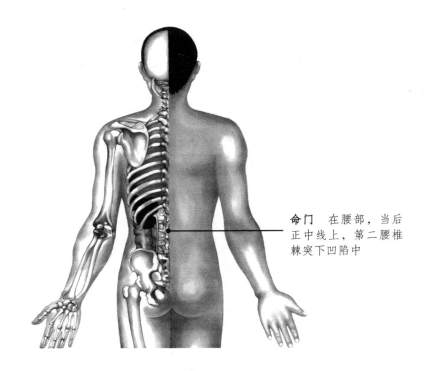

命门 在腰部，当后正中线上，第二腰椎棘突下凹陷中

上述动作到位后，整条脊椎连同两侧的大筋被上下拉伸，如同一条被拉起的弹簧，充满弹性，在这种情况下，人身最为重要的浑圆弓劲形成。

4. 上肢调整——双臂抱气球，示指要挑起

上肢双臂环抱，如同抱一棵大树，此时肩部完全打开，向前硬抱，双臂内侧以至胸腹是被撑圆了而不是有棱有角的，就好像环抱一

个气球，抱紧球破，抱松球飞，同时球似涂抹一层肥皂沫，随时会滑落于地。

两手前伸，指尖相对，掌心向后，手指分开、自然微屈，两手距离约10厘米，高度在肩下脐上，意如抱球，但同时又向外撑。注意示指一定要极力挑起，虎口张圆，这是个关键。只有示指挑起，腋下大筋直通指端，劲力才能贯通手指末梢，其余几指微微弯曲略有抓扣之意即可。

5. 下肢调整——下盘一张弓，脚下有蚂蚁

下盘的整体状态好比一张弓，弓的两端落在地上，两个脚就好似弓的两端，两腿就如同弓身，处处保持崩劲撑起，形成一个无棱角的内在贯通整体状态。

腰胯：腰部松韧适度，同时臀部微敛，大腿内裹之力将胯部关节打开称为拧裆翻胯，感觉如同一个有弹性的气球将裆胯撑圆一样。

膝部：小腿随大腿内裹之力外翻，膝部需前顶亦要悬提，这里要注意双腿的弯曲并不是有些书上讲的略蹲，而是臀尖和脚跟定位后用膝部的顶提之力将双腿拉弯的。

脚：前脚微微用力往后蹬，后脚同样稍用力往前蹬，两股力方向相反，相互顶住，感觉像要把脚下大地从中间撕开。

足掌和足跟着地，足心向上吸，好像双足吸着地面。双足十趾不要死抓地面，意想双脚下有蚁虫，踩紧则死，踩松则跑。

按照此功法练习从起桩至15分钟才能使周身进入桩态，就可以圆满收功，休息一会再练。这样循序渐进直到一次达到40分钟方为功成。

金鸡独立对于脊柱和身心的益处

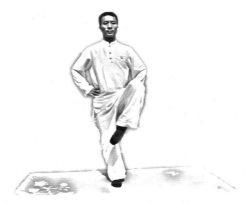

金鸡独立

　　近几年在全国乃至全球各地做讲座的时候发现，与听讲者在演讲中互动最受欢迎，产生的后续效果也很明显。其中经常惯用的一招是"金鸡独立"来测量人们的平衡能力，好玩又有趣，记忆深刻。

　　不卖关子了，下面大家就像在现场一样跟我一起练习：用右脚踩地，另一只腿抬起，双手自然扶于腰间，闭上眼睛。抬起的那只脚可以抬高或者放低，但不能与支撑脚接触；记录从开始到结束的时间，结束标志是支撑脚移位或者抬起的那只脚接触到地面；进行2次测试，把较长的一次时间记录下来，这期间可以变换支撑脚。一般情况下，男性坚持时间在4秒以下，女性在3秒以下的就要加强平衡力的训练了。您如果能保持15秒钟以上，那就是比较标准的状态，否则也有早衰的倾向。在教学的过程中发现很多练习者刚开始站立就开始摇摇晃晃，有些竭力不想将脚掉下来，所以身子东扭西扭，大家乐得不得了，很多人说："原来觉得很简单，想不到自己的平衡力这么差。""这是不是说明我提前衰老了，这可怎么办？"

平衡力测试表

	男性	女性
非常好	110秒以上	110秒以上
较好	38～109秒	36～10秒
标准	13～37秒	12～35秒
较低	5～12秒	4～11秒
非常不好	4秒以下	3秒以下

那么为什么金鸡独立时我们会站不稳呢？练习这个动作对我们的身体健康到底有什么好处呢？且听我慢慢道来。人体的平衡是由前庭器官来掌握的，其中眼睛收集的信息对于前庭器官分析现在的人体状况有重要作用，当眼睛无法收集信息时，身体平衡就受到极大的影响。

中医认为我们身体有病的的根本原因是阴阳失调，在人体会有各种不同的表现，其中站立平衡是一个最直接的表现形态，经常做这个姿势最直接的好处就是保持平衡感，调节阴阳失衡。脚上有六条重要的经络通过，通过脚的调节，虚弱的经络就会感到酸痛，同时这条经络对应的脏腑和它循行的部位也就相应地得到了调节。

脚底的涌泉穴属于肾经，肾及肾经主下肢气血循环。金鸡独立时，注意力在脚底，气血便向下流注，可带走肾经垃圾，便是强肾。气血引向脚底（心脏远端），可以激活气血循环，就像弓拉得越满，箭射得越远，无意间便达到了活血化瘀、除浊布清的效果。气血向下流注可以很好地抑制肝火旺引起的气血上涌，自动达到由太冲泄肝火的作用。气血向下流注还可以很好地抑制脾失运化导致的胃经湿浊上逆，降胃经之逆，开脾经之淤塞，锻炼脾胃两经。这种方法使意念集中，将人体的气血引向足底，对于高血压、糖尿病、颈腰椎病都有立竿见影的疗效，还可以治疗小脑萎缩，并可预防美尼尔氏综合征、痛风等许多病症。对于足寒症更是效果奇特。老人身体机能衰退，平衡

金鸡独立对于脊柱和身心的益处

253

能力下降，在日常生活中，经常会发生不慎跌倒的情况，骨折也因此变得常见。所以，经常练习金鸡独立，可以提高老人的平衡能力，积极预防跌倒的发生，对老人的健康有重要帮助。

此外，金鸡独立中的金鸡是佛教用以譬喻达摩的谶语。谓佛法东来。其修行的方式就是禅定，学会将心定在一个地方，而不散乱。老子说：载营魄抱一，能无离乎？佛说：置心一处，无事不成。要想克服心性的纷乱焦躁，一切修养的法门都是从守一开始的。闭上眼睛要保持平衡，就必须专注，心意专注于脚底，就是抱元守一的一种方式。如此，心便不再散乱虚躁。金鸡独立的妙处在于：如果不放松根本就站不稳，随着站稳的技巧被渐渐掌握，无意之中，心性就变得清净专一，久而成习，一个人平时的心境也会慢慢变得空明淡定。时代浮躁，想静心的人们常常有"树欲静而风不止"的苦恼，多练习金鸡独立实在是解决这一问题的妙法。

最后我们绕到本书的重点脊柱病，其实金鸡独立对于脊柱平衡很关键，脊椎失去平衡，就会出现长短脚，骨盆偏歪，进而压迫神经，造成腰酸腿痛。金鸡独立要求在单腿状态下找到多维的平衡位，就会在不断地练习中对脊柱进行修正，所以在练习中找人给自己拍照，争取在单腿站立状态下让自己的脊柱保持良好状态，等到不用人来调整，自己一站立马上就是一个好位置的时候，就达到了对脊柱的修正作用，当然对于普通人我建议是先靠墙站立，训练一个好的肌肉记忆，然后再慢慢过渡，千万不可操之过急。建议老年人先在睁眼状态下进行练习，然后逐步过渡到闭目练习。闭目练习平衡难度较大，老年人开始锻炼时，最好旁边有人进行保护，或者靠近扶持物进行练习。

闭眼金鸡独立操作极其简单，人人都可参与，受众面广，几乎不受任何时间和空间的限制，等车、等电梯随时随地可做，所以我们还在等什么？闭上眼睛赶紧来金鸡独立吧。

呼吸是改变脊柱生命活力的无上法门

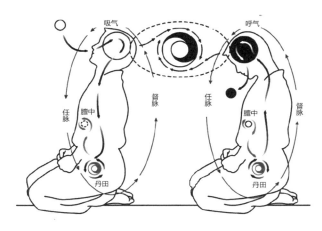

丹田呼吸

很多人认为呼吸与脊柱是完全两个概念，没有必然的联系，然而在研究的过程中发现，呼吸其实是检验脊柱是否有问题的试金石，同时脊柱有问题也会影响到呼吸，进而影响到我们的生命质量。

中医里面经常讲：有气则生，无气则亡。呼吸是我们感受生命存在的工具，如果呼吸停止了也就意味着我们的生命在这个时空当中消失了。"真人呼吸以踵"一句出自《庄子》，讲到古代的养生学家将呼吸看作是一件很重要的修行方式。完整的呼吸会带动全身肌肉做轻柔地张弛，一次呼吸就应该完成全身所有肌肉的一舒一张、一松一紧。这就是我们的意识和身体的连接方式，是对全身肌肉的一种良性按摩，尤其是对于脊柱的深层和浅层肌肉具有增加弹性的作用。

身体的中心线是脊椎。呼吸与身体，尤其与脊椎有极为密切的关系。呼吸并不是只靠肺部来进行，同时横膈膜等呼吸肌和脊椎也要紧密配合，在绝妙的平衡上才得以进行。比如驼背，胸腔与内脏受到压迫，呼吸机能不可能不降低而变得气短、气闷。由于气闷缺氧，有可能会让自我迷失方向，就连脑部或内脏的运作也会跟着降低。

人们的动作质量或对错常常被呼吸所影响，因为呼吸牵连到了脊椎和骨盆的众多肌肉，呼吸不自然就会导致这些区域的肌肉不平衡，进而出现脊柱排列的紊乱。所以日常生活中要维持正确和自然的呼吸才能够根本上去解决体态问题。人体的生理设置就是在面临压力、恐惧、威胁的时候大脑都或多或少分泌肾上腺素与皮质醇。这类压力激素会导致呼吸加剧，如果是小孩儿感受到过度的压力就会哭出来，因为哭可以快速扩大胸腔，满足这种压力变化后出现的氧气需求量，而成年人感受到压力时往往会刻意压制住情绪，为了掩饰胸腔的急剧扩张就会收缩腹肌和肋间肌，而代偿性用肩颈肌肉提拉胸廓来呼吸，长此以往就会导致颈椎位置变形，骨盆位置变形，四肢排列异常。

常见呼吸方式

我们日常的呼吸的方式一般包括下列几种，有些人会因为呼吸方式的异常而经历着慢性颈部疼痛。

（1）喉头呼吸：这种呼吸比较表浅，呼吸之间间隔的时间也比较短，属于不健康的呼吸状态，在临床上也多见于疾病患者或者虚弱的人群。

（2）锁骨式呼吸：吸气时用肩膀抬高的方式，但因肺部上小下大，所以吸气量较小，说话时用此方式呼吸较无效率。该类呼吸常会使辅助呼吸肌过于紧张。

（3）胸式呼吸：吸气时胸部向外扩张，吸气量居中。采用该呼吸方式胸部变化常常比较大。

（4）胸腹式呼吸：就是胸式呼吸和腹式呼吸相结合。胸肺部和腹部间有横膈膜，若吸气时能使用到横膈膜，可使吸气量更大，气的运用较灵活。

（5）腹式丹田呼吸：腹式丹田呼吸便是透过横膈膜下降，让肺充满空气的呼吸方法。借着横膈膜下降，空气进入，而使腹部膨胀。接着也要进行胸式呼吸。透过扩胸再让空气进入胸腔，从腹部到胸腔上方都充满空气，背脊就会直挺，身心都会接近理想状态，可使吸气量大，气吸得最深，是一种对脊柱健康比较好的呼吸方法。

 呼吸训练方法

腹式丹田呼吸可以训练吗？答案是肯定的。让我们照下面的方法做一做。

1. 全身放松

卧位下全身放松：患者安静仰卧，头、膝部和双上肢用枕头支撑，面向上方，眼睛轻闭或半睁。全身放松，意识集中在腹部，慢慢地呼吸至少10分钟，以进入半睡眠状态为好。

椅子坐位下放松：坐在椅子上，前臂置于大腿上，用肘支撑身体，手腕自然放松下垂，两膝稍分开。也可后背靠着椅背，臀部稍向前，呈圆背，重要的是肩和上肢放松（下垂），下颌不上仰，两膝稍分开，同样意识也集中在腹部，慢慢地安静呼吸。

椅后依靠放松：患者坐在非常柔软舒适的有扶手的椅子或沙发上，头稍后靠于椅或沙发背上，完全放松5～15分钟。

前倾依靠放松：患者坐于桌前或床前，桌上或床上置两床叠好的被子或四个枕头。患者两臂置于棉被或枕头下以固定肩带并放松肩带肌群，头靠于被上或枕上放松颈肌。前倾位还可降低腹肌张力，使腹肌在吸气时容易隆起，有助于腹式呼吸模式的建立。

立位下放松：双足稍分开，离墙约30厘米，臀部抵墙，上身稍前倾，上肢下垂放松。自由站立，两手指互握置于身后并稍向下拉以固定肩带，同时身体稍前倾以放松腹肌，前倾站立放松：前倾站立，两手支撑于前方的低桌上固定肩带，此体位不仅起到放松肩部和腹部肌群的作用，而且是腹式呼吸的有利体位。

2. 暗示呼吸法

双手置上腹部：患者仰卧位或坐位，双手置于上腹部。吸气时腹部缓缓隆起，双手加压作对抗练习，呼气时腹部下陷，两手随之下沉，在呼气末稍用力加压，以增加腹内压，使横膈进一步抬高，反复练习可增加膈肌活动。

双手分置胸腹：患者仰卧位或坐位，一手置于胸部（两乳间），一手置于上腹部。呼气时腹部的手随之下沉，并稍加压，吸气时腹部对抗此加压的手，使之缓缓隆起。呼吸过程中胸部的手基本不动。此法可以纠正不正确的腹式呼吸方法。

下季肋部布带束胸法：患者取坐位，用宽布带交叉束于下胸季肋部，患者两手抓住布带两头，呼气时收紧布带，吸气时对抗此加压的布带而扩展下胸部，同时徐徐放松束带，反复进行。

抬臀呼气法：仰卧位，两足置于床架上，呼气时抬高臀部，利用腹内脏器的重量将膈肌向胸腔压，迫使横膈上抬，吸气时还原，以增加潮气量。

以上练习可以交替进行，每次练习10～15分钟，每天2～4次。一般1周左右就可掌握腹式呼吸。

 龙村式呼吸养生法

下面我们再推荐一个特殊的健康呼吸方法——龙村式呼吸养生。

人只要活着，就必须呼吸，但由于长期姿势不良、肥胖等问题，许多人脊椎歪曲、胸腹肌肉僵硬，呼吸逐渐变浅，让呼吸时胸部、腹部起伏不明显。瑜伽大师龙村修表示，呼吸若太浅，血液里的氧气饱和度会降低，长期下来会引发各种疾病。他推荐6招呼吸伸展操，重点在于要确实吐气到底，完全净空肺部后，才能吸入更多空气，伸展动作是否标准不重要，只要能伸展胸腹间肌肉，就能帮助呼吸变深。建议每天抽出10分钟来练习，正确呼吸，让身体更健康。

1. 第1招：外旋转与内旋转

借着手臂转动，放松肩胛骨周边的肌肉，同时配合呼吸，让呼吸变深。

步骤一：双手往左右伸直成水平状，一边深吸气，一边将双手手臂向外翻转，让手肘内侧朝上。

步骤二：慢慢吐气到底并将双手手臂向内翻转回来。以手臂不感疲惫为标准，重复步骤两步动作数次。

2. 第2招：前后法

此动作同样可活动肩胛骨，而且也能扩胸并吸入更多空气。

步骤一：双脚张开与肩膀等宽并吐气，身体略微前倾，同时将双手手臂交叉，延展左右两边的肩胛骨，吐气时要记得腹部内缩。

步骤二：右脚前踏1步，手弯曲，手掌向外翻转并深深吸气。再收右腿回步骤1，接着换左脚，每踏1脚算1次，共做10次。

3. 第3招：左右法

可活动到侧腹部，同时伸展肋骨附近的肌肉，帮助深呼吸。

步骤一：双脚张开约腰部2倍宽距离，右手手臂向内翻转，一边吐气、一边将身体向右边侧弯，右手尽力摸向右脚踝，左手手背贴近腋下。

步骤二：一边吸气，一边起身张开双手呈平行，双手手臂向外翻转。接着换边重复步骤1的动作，每弯一次上半身算1次，共做10次。

4. 第4招：扭腰法

借由扭转身体的动作，搭配呼吸，将肺部的脏空气排出。

步骤一：双腿张开，双手手臂伸直向右扭腰，同时慢慢吐气。

步骤二：一边吸气，一边将身体转回正面，双手手臂向外翻转。

呼吸是改变脊柱生命活力的无上法门

接着换左边重复步骤1动作，每扭腰一次，就算1次，共做10次。

5. 第5招：上下法

此动作可伸展下巴到颈部的肌肉，让呼吸更舒畅。

步骤一：双脚并拢，身体略微前倾，一边吐气，同时将双手手臂交叉、腹部内缩。

步骤二：右脚前踏1步，双手向上将手臂外翻，抬头向上并扩胸深深吸气。再收右腿回步骤1，接着换左脚，每踏1脚算1次，共做10次。

6. 第6招：扭转法

扭腰时，上半身尽量保持不动，提升腹部的力量，让呼吸更有力。

步骤一：双脚张开与肩膀同宽，双手手臂向上伸直，十指交握反手向上，一边将身体往上拉、一边吸气。

步骤二：保持上半身不动，利用腰部力量，下半身向左绕4圈，同时吐气。完成后回到步骤1动作，接着向右绕4圈，左右需各进行2次。